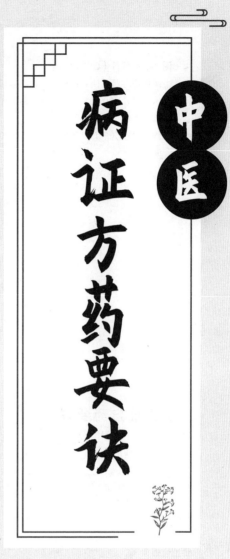

中医

病证方药要诀

秦伯勋 编著

U0254839

四川科学技术出版社
·成都·

图书在版编目（CIP）数据

中医病证方药要诀 / 秦伯勋编著 . -- 成都 : 四川
科学技术出版社 , 2024. 8. -- ISBN 978-7-5727-1491-7

Ⅰ . R289.4

中国国家版本馆 CIP 数据核字第 20240SQ592 号

中医病证方药要诀

ZHONGYI BINGZHENG FANGYAO YAOJUE

编　著　秦伯勋

出 品 人	程佳月
策划组稿	鄢孟君
责任编辑	万亭君
封面设计	半元文化
营销编辑	赵　成
责任出版	欧晓春
出版发行	四川科学技术出版社
地　　址	四川省成都市锦江区三色路 238 号新华之星 A 座
	传真：028-86361756　邮政编码：610023
成品尺寸	170mm × 240mm
印　　张	17　字　数　340 千
印　　刷	四川华龙印务有限公司
版　　次	2024 年 8 月第 1 版
印　　次	2024 年 9 月第 1 次印刷
定　　价	68.00 元

ISBN 978-7-5727-1491-7

■ **版权所有　翻印必究** ■

邮购：四川省成都市锦江区三色路 238 号新华之星 A 座 25 层
邮购电话：028-86361770　邮政编码：610023

序 一

秦君伯勋，谦谦君子，业医五十余载，活人无算。早年曾师事先叔父李克淦教授，先叔父授以《五脏辨证论治歌括》《杂病论治歌括》等，读之甚有心得。为便于记忆及应用，遂在习医过程中自编歌诀，经多年积累，竟有千余首之多。秦君不吝私藏，今以年逾古稀之龄，仍奋志编摩，分门别类，条分缕析，著成《中医病证方药要诀》一书。全书以病证为纲，以方剂为目，因病遣方，按方用药，编为歌括，便于记诵，囊括内、妇、儿、眼各科，不啻为初学之津梁，亦可为临证之指南。

自古习医有三难。一曰读书难。古今文献，浩如烟海，初学者往往望洋兴叹，无从着手。二曰临证难。人生百病，症状各异，诊治者常常难以辨别，何谈遣方？三曰融会难。熟读经方，似已了然，遇病时空有满腹经论，却无法一一对应。故孙思邈有言曰："读方三年，便谓天下无病可治；及治病三年，乃知天下无方可用。"即此之谓欤，是知习医之要，必得宜读之书，一以指示门径，二以指导临床，既便于记诵，又便于运用。秦君此书，即此之类也。

予与秦君，尝有一面之缘。先叔父在世时，常听其提及秦君，总赞赏有加，言其好学而善学，有济世之才，故心仰慕之。今秋，堂姊继娟回国探亲，小聚时又遇秦君，以《中医病证方药要诀》一书示予。予披阅一过，深叹其书内容广博，且易学易记，切于实用，故乐而为之序。

李继明①
2023 年 11 月序于成都

---

① 李继明，研究员，原成都中医药大学国学院院长。

序 二

在祖国医学继承和发扬的曲折征途中，每一时期总有无数为此奉献者。他们孜孜不倦地像蜡烛一样燃烧着自己，去照亮来者的路。为了发掘这一瑰宝，伯勋兄正是从不同角度，进行着有益探索和奉献的岐黄优秀人才之一。由于我与伯勋兄皆受业于成都中医药大学李克淦教授门下，岁月积淀，我被他的医德医术和学海无涯苦作舟的精神所折服。他虚怀若谷，同时拜于多家名师门下，使我不由想起"叶天士师承十七人，徐灵胎读书破万卷"之说，这仿佛也是对伯勋兄的写照。

随着中医事业的发展，中医中药的广泛应用，方剂的临床应用范围也在不断扩大和更新。为了紧跟这个方兴未艾的形势，伯勋兄将自己50余年的临床经验，结合师承的各家大师的学术思想，追根溯源而融化之，独具匠心地编著《中医病证方药要诀》。该要诀分门别类，统摄合理，选方切中，论理简明；用字不多，且音韵相随，脍炙人口，便于诵读和记忆。该要诀实为初学中医者登堂入室之读物，更是临床医师不可多得的有益指南。

鉴于伯勋兄的多位老师皆已作古，此要诀也算是伯勋兄对先辈的一种纪念，同时也是从不同角度对中医事业传承的一种贡献。

衷心期望广大读者能从中受益，识得庐山真面目，才能身在此山中。

杨德光[1]

2023 年 11 月 20 日序于成都华西光明路书屋

---

[1] 杨德光，主任中医师，四川省雅安市卫生局原局长，现任四川省中医药学会理事、《中国医药百家精华系列丛书》学术顾问。

前　言

中医中药经过几千年的临床实践，无论在治病防病上，还是在养生上，都是有效可行的，对我国人民的健康和民族的繁衍都起到了巨大的作用。近年来，随着中医药文化事业的发展，学习中医的人越来越多，但中医学理论深奥，临床辨证难度大，学习所花的时间较长，所以大家共同关心的问题就是怎样快速简便地学好中医学理论，熟练地掌握好临床技能。

中医学理论博大精深，其中整体观念和辨证论治是中医学的核心。辨证和论治在诊治疾病过程中是相互联系、不可分割的两个方面，是理、法、方、药在临床上的具体应用，是指导中医临床工作的基本原则。

20世纪80年代初，笔者就读于成都中医药大学时，学习了李克淦老师编著的《五脏辨证论治歌括》（当时所用的讲义），深受启迪。李老师在书中将中医辨证与论治有机结合，用歌诀的形式表现，简单易记，使学习和临床应用十分简便有效。后来我根据当时的全国高等医药院校试用教材，以及自己的临床实践，学习李老师的歌诀形式，编写了中医内科病证分型论治歌诀，接着又陆续编写了中医妇科、中医儿科、中医眼科的分型论治歌诀。自编自用，日积月累，不断修订，以臻完善。这些歌诀至今已有40多年了，在各种应试和临床应诊方面都取得了显著效果。由于这些歌诀浓缩了传统中医精华，临床对证用方管用，加之朗诵起来流利上口，记忆起来轻松入脑，所以应用起来也得心应手。在带教中医专业的实习学生、师承学生以及中医爱好者时，笔者把这些歌诀分享给他们学习背诵，引起了他们的极大兴趣，普遍反映歌诀对他们牢记病证方药，熟练掌握临床技能都起到了很好的作用。应大家的要求，笔者又结合目前全国中医药行业高等教育"十四五"规划教材的内容，再次梳理、编写了贴合临床课程的病证分型论治歌诀，并将这些歌诀集于一册，形成了《中医病证方药要诀》这本拙作，以便读者学习掌握，促进中医学的发展。

本书包括中医内科学、中医妇科学、中医儿科学、中医眼科学四门临床课程涉及的病证方药，采用歌诀的形式分别将病证分型、方剂、药物组成融为一体进行编写。每个病证以歌诀为主，每首歌诀包括病证分型和对应方剂，凡是歌诀中涉及的方剂都编有序号，并在歌诀下方按序号列出了方剂名称和出处，其次列出方歌和药物组成。这样每个病证的分型、方剂及来源、药物组成都一目了然，统摄于歌诀之中。

每科歌诀之后，笔者编写了该科的临床用药法要，主要是针对病机、治法、选药组方，条分缕析，示人以法，便于临床加减用药，可与相关歌诀相互参照。

本书纲目编排及病种序列与相关教材目录基本一致，学习时参照教科书上的分型和临床表现理解记诵，将有助于熟练掌握教材内容，达到事半功倍的效果。

本书执简驭繁，歌诀朗朗上口，方便记忆，不易混淆。书中文字不求文学修饰，只求贴切实用。

本书可作为中医专业学生、师承中医学生、中医爱好者应试助读的益友；也可作为初入临床医生诊治疾病的有力助手及中医师晋升晋职应试的参考读物。

由于笔者学习中医学还不够深入，学识水平和临床经验有限，书中难免存在不足之处，敬请读者批评指正。

稿成之后，承蒙原成都中医药大学国学院院长李继明研究员和四川省雅安市卫生局原局长、四川省中医药学会理事、《中国医药百家精华系列丛书》学术顾问杨德光主任中医师作序，在此深表感谢！

本书在写作过程中得到了中国社会科学院世界宗教研究所特聘研究员赵敏博士的关心和大力支持；学生黄帮莉、陈萱阳在打印、排版、校对等工作中付出了艰辛的劳动。本书载有方歌 1 000 余首，除绝大部分由笔者编写外，还借鉴了师友同学编写的个别方歌，在此一并致谢！

秦伯勋

2023 年 11 月 26 日

作者简介

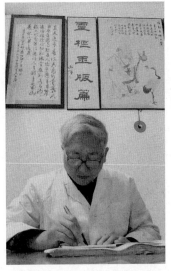

秦伯勋，1946 年 7 月出生，四川省成都市人，副主任中医师、注册执业中医师；毕业于成都中医药大学，师承陈达夫、李克淦、彭宪彰、王慎之等名师、教授；从事临床工作 50 余年，诊治患者近 40 万人次，具有丰富的临床经验。

作者曾任世界医药研究中心研究员暨大型国际交流系列书刊特约顾问编委，香港国际传统医学研究会注册理事；现任中国医药卫生文化协会医养健康促进分会肿瘤防控指导中心第一届副主任，成都肛肠专科医院第二院区特聘专家，成都武侯秦伯勋中医诊所主任。在国家级学术期刊《中医杂志》、省级学术期刊《四川中医》和地方医刊《学习通讯》以及各种相关学术交流大会发表论文近 20 篇。多次应邀参加国际国内学术交流大会，多次获得优秀论文奖。其中 1997 年《呃僻辨治心得》一文在香港 21 世纪国际中西医结合展望学术交流大会获得国际金奖。曾受到成都电视台《寻找成都好医生》栏目的采访报道，其业绩已载入《中国跨世纪优秀医学专家名典》《中国大陆名医大典》。

目录
Contents

中医内科病证方药要诀

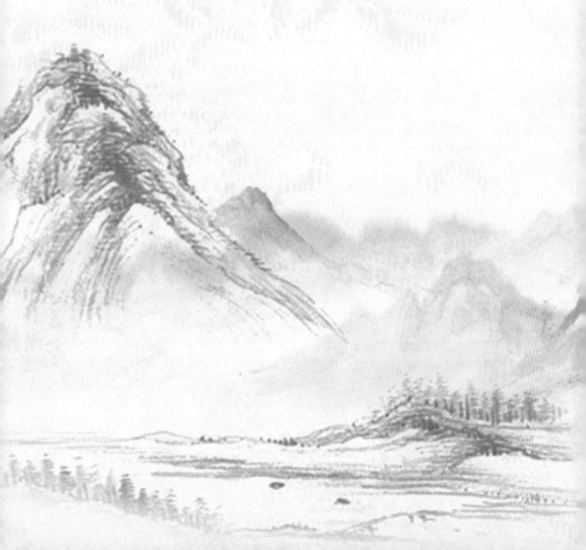

肺系病证

感　冒

感冒风寒荆防散[①]，风热银翘散[②]加减，

暑湿新加香薷饮[③]，气阴阳虚俱虚感，

气虚参苏[④]阳麻辛[⑤]，阴虚加减葳蕤[⑥]痓。

①荆防败毒散（《摄生众妙方》）

方歌：**荆防败毒，二活二胡，枳壳桔芎，甘草苓入。**

组成：荆芥　防风　羌活　独活　前胡　柴胡　枳壳　桔梗　川芎　甘草　茯苓

②银翘散（《温病条辨》）

方歌：**银翘竹豉牛蒡子，荆薄甘桔芦根齐。**

组成：金银花　连翘　竹叶　淡豆豉　牛蒡子　荆芥　薄荷　甘草　桔梗　芦根

③新加香薷饮（《温病条辨》）

方歌：**新加香薷饮，银翘厚扁请。**

组成：香薷　金银花　连翘　厚朴　鲜扁豆花

④参苏饮（《太平惠民和剂局方》）

方歌：**参苏枳桔二陈姜，前葛大枣和木香。**

组成：人参　苏叶　枳壳　桔梗　法半夏　橘红　茯苓　甘草　生姜　前胡　葛根　大枣　木香

⑤麻黄附子细辛汤（《伤寒论》）

方歌：**麻黄附子细辛汤，方名药物构成方。**

组成：麻黄　附子　细辛

⑥加减葳蕤汤（《重订通俗伤寒论》）

方歌：**加减葳蕤用白薇，葱豉薄桔草枣随。**

组成：葳蕤（玉竹）　白薇　葱白　淡豆豉　薄荷　桔梗　甘草　大枣

咳 嗽

外感风寒三拗①止②，风热桑菊③暑六一④，
风燥桑杏⑤凉杏苏⑥，内伤痰湿蕴肺气，
二陈平胃⑦合三子⑧，痰热郁肺清金⑨祛，
肝火犯肺黛蛤散⑩，加减泻白⑪降火宜，
肺阴亏虚沙麦汤⑫，邪正虚实整体治。

①三拗汤（《太平惠民和剂局方》）

方歌：**《局方》三拗汤，麻杏甘草良。**

组成：麻黄　杏仁　甘草

②止嗽散（《医学心悟》）

方歌：**止嗽散中陈前草，桔荆紫菀百部疗。**

组成：陈皮　白前　甘草　桔梗　荆芥　紫菀　百部

③桑菊饮（《温病条辨》）

方歌：**风热咳嗽桑菊杏，翘薄桔甘芦根应。**

组成：桑叶　菊花　杏仁　连翘　薄荷　桔梗　甘草　芦根

④六一散（《黄帝素问宣明论方》）

方歌：**滑石甘草六一散，清暑利湿首当选。**

组成：滑石　甘草

⑤桑杏汤（《温病条辨》）

方歌：**桑杏汤是温燥方，沙贝栀豉梨皮凉。**

组成：桑叶　杏仁　沙参　浙贝母　栀子　豆豉　梨皮

⑥杏苏散（《温病条辨》）

方歌：**杏苏枳桔二陈，前胡姜枣效灵。**

组成：杏仁　苏叶　枳壳　桔梗　半夏　陈皮　茯苓　甘草　前胡　生姜　大枣

⑦二陈平胃散（《症因脉治》）

方歌：**二陈平胃散，苍厚二陈选。**

组成：苍术　厚朴　法半夏　陈皮　茯苓　甘草

⑧三子养亲汤（《韩氏医通》）

方歌：**三子养亲汤，苏芥莱菔襄。**

组成：苏子　白芥子　莱菔子

⑨清金化痰汤（《医学统旨》）

方歌：**清金化痰用芩栀，桑皮二母麦冬施，蒌桔陈苓甘草入，肺热痰稠可服之。**

组成：黄芩　栀子　桑白皮　贝母　知母　麦冬　瓜蒌仁　桔梗　橘红（陈皮）　茯苓　甘草

⑩黛蛤散（《医说》）

方歌：**《医说》黛蛤散，青黛蛤粉选。**

组成：青黛　海蛤粉（蛤壳）

⑪加减泻白散（《医学发明》）

方歌：**加减泻白青陈皮，桔梗黄芩知母宜。**

组成：桑白皮　粳米　甘草　地骨皮　青皮　陈皮　桔梗　黄芩　知母

⑫沙参麦冬汤（《温病条辨》）

方歌：**《条辨》沙参麦冬汤，花粉扁豆玉草桑。**

组成：沙参　麦冬　天花粉　白扁豆　玉竹　甘草　桑叶

哮　病

哮病主因寒热痰，诱因邪食志劳倦，
发作寒哮射①小龙②，热哮清化定喘③显，
寒热小龙石④厚麻⑤，风哮祛风三子⑥恋，
虚哮平喘固本汤⑦，哮脱救急⑧生脉⑨敛，
缓解肺虚玉屏风⑩，脾虚健脾六君⑪献，
肾虚肾气⑫与都气⑬，发作痰鸣气喘患。

①射干麻黄汤（《金匮要略》）
方歌：**射干麻黄汤，五味半菀姜，细辛枣冬花，寒痰凝聚光。**
组成：射干　麻黄　五味子　半夏　紫菀　生姜　细辛　大枣　款冬花
②小青龙汤（《伤寒论》）
方歌：**小青龙汤麻桂芍，姜辛味半和甘草。**

组成：麻黄　桂枝　芍药　干姜　细辛　五味子　半夏　甘草

③定喘汤（《摄生众妙方》）

方歌：**定喘三拗桑白皮，半果苏芩冬花宜。**

组成：麻黄　杏仁　甘草　桑白皮　半夏　白果　苏子　黄芩　款冬花

④小青龙加石膏汤（《金匮要略》）

方歌：**小青龙加石膏汤，外寒里饮化热良。**

组成：麻黄　桂枝　芍药　干姜　细辛　五味子　半夏　甘草　石膏

⑤厚朴麻黄汤（《金匮要略》）

方歌：**厚朴麻黄汤杏石，姜辛味半哮喘使。**

组成：厚朴　麻黄　杏仁　石膏　干姜　细辛　五味子　半夏

⑥三子养亲汤（《韩氏医通》）

方歌：**三子养亲汤，苏芥莱菔襄。**

组成：苏子　白芥子　莱菔子

⑦平喘固本汤（验方）

方歌：**参沉胡带味虫灵，苏子半陈款冬行。**

组成：党参　沉香　胡桃仁（核桃肉）　坎炁（脐带）　五味子　冬虫夏草　灵磁石　苏子　半夏　橘红　款冬花

⑧回阳救急汤（《伤寒六书》）

方歌：**回阳救急姜桂附，异功五味子相助。**

组成：干姜　肉桂　附子　人参　茯苓　白术　陈皮　甘草　五味子

⑨生脉散（饮）（《医学启源》）

方歌：**《启源》生脉散，参麦五味选。**

组成：人参　麦冬　五味子

⑩玉屏风散（《究原方》）

方歌：**《究原方》中玉屏风，黄芪白术防风同。**

组成：黄芪　白术　防风

⑪六君子汤（《医学正传》）

方歌：**《医学正传》六君子，参苓术草半陈皮。**

组成：人参　茯苓　白术　炙甘草　半夏　陈皮

⑫金匮肾气丸（《金匮要略》）

方歌：**《金匮要略》肾气丸，桂附六味地黄全。**

组成：桂枝　附子　干地黄　山茱萸　山药　泽泻　茯苓　丹皮

⑬七味都气丸（《症因脉治》）

方歌：《脉治》七味都气丸，六味地黄五味痊。

组成：熟地黄　山茱萸　山药　泽泻　茯苓　丹皮　五味子

喘　证

实喘风寒麻①华盖②，表寒肺热麻杏③派，

痰热郁肺桑皮汤④，痰浊三子⑤二陈⑥在，

肺气郁痹五磨饮⑦，肺虚生脉⑧补肺⑨偕，

肾虚参蛤⑩肾气丸⑪，喘脱参附⑫黑锡⑬拽。

①麻黄汤（《伤寒论》）

方歌：《伤寒》麻黄汤，麻桂杏甘襄。

组成：麻黄　桂枝　杏仁　甘草

②华盖散（《博济方》）

方歌：华盖散三拗，苏茯陈桑效。

组成：麻黄　杏仁　苏子　茯苓　陈皮　桑白皮　甘草

③麻杏石甘汤（《伤寒论》）

方歌：《伤寒》麻杏石甘汤，表寒肺热服之康。

组成：麻黄　杏仁　石膏　炙甘草

④桑白皮汤（《景岳全书》）

方歌：桑白皮汤芩连栀，杏仁贝母半苏子。

组成：桑白皮　黄芩　黄连　栀子　杏仁　贝母　半夏　苏子

⑤三子养亲汤（《韩氏医通》）

方歌：三子养亲汤，苏芥莱菔襄。

组成：苏子　白芥子　莱菔子

⑥二陈汤（《太平惠民和剂局方》）

方歌：二陈乌梅姜，半陈茯甘襄。

组成：乌梅　生姜　半夏　陈皮　茯苓　甘草

⑦五磨饮子（《医方考》）

方歌：五磨饮子沉木乌，枳实槟榔白酒属。

组成：沉香　木香　乌药　枳实　槟榔　白酒

⑧生脉散（饮）（《医学启源》）

方歌：《启源》生脉散，参麦五味选。

组成：人参　麦冬　五味子

⑨补肺汤（《永类钤方》）

方歌：**补肺五味与参芪，熟地紫菀配桑皮。**

组成：五味子　人参　黄芪　熟地黄　紫菀　桑白皮

⑩人参蛤蚧散（《博济方》）

方歌：**人参蛤蚧茯苓草，杏贝桑皮知母好。**

组成：人参　蛤蚧　茯苓　甘草　杏仁　贝母　桑白皮　知母

⑪金匮肾气丸（《金匮要略》）

方歌：**《金匮要略》肾气丸，桂附六味地黄全。**

组成：桂枝　附子　干地黄　山茱萸　山药　泽泻　茯苓　丹皮

⑫参附汤（《济生方》）

方歌：**《济生》参附汤，人参附子姜。**

组成：人参　炮附子　生姜

⑬黑锡丹（《太平惠民和剂局方》）

方歌：**黑锡丹芦有二子，三香二肉石磺脂。**

组成：黑锡　葫芦巴　川楝子　制附子　木香　沉香　小茴香　肉豆蔻　肉桂　阳起石　生硫黄　补骨脂

肺　痈

初期鱼腥银翘散①，成痈苇茎②如金③选，
溃脓加味桔梗汤④，恢复沙清⑤竹石⑥献。

①银翘散（《温病条辨》）
方歌：**银翘竹豉牛蒡子，荆薄甘桔芦根齐。**
组成：金银花　连翘　竹叶　淡豆豉　牛蒡子　荆芥　薄荷　桔梗　甘草　芦根

②苇茎汤（《千金方》）
方歌：**《千金》苇茎汤，苇薏瓜桃襄。**
组成：苇茎　薏苡仁　冬瓜子　桃仁

③如金解毒散（《景岳全书》）

方歌：**《景岳》如金解毒散，芩连柏栀甘桔选。**

组成：黄芩　黄连　黄柏　栀子　甘草　桔梗

④加味桔梗汤（《医学心悟》）

方歌：**加味桔梗甘贝陈，苡仁葶苈白及银。**

组成：桔梗　甘草　贝母　橘红（陈皮）　薏苡仁　葶苈子　白及　金银花

⑤沙参清肺汤（验方）

方歌：**沙参清肺芪太及，瓜苡甘桔合欢皮。**

组成：北沙参　黄芪　太子参　白及　冬瓜子　薏苡仁　甘草　桔梗合欢皮

⑥竹叶石膏汤（《伤寒论》）

方歌：**竹叶石膏好，半参麦粳草。**

组成：竹叶　石膏　半夏　人参　麦冬　粳米　甘草

肺 痨

肺阴亏损月华丸^①，虚火固金^②鳖甲散^③，

气阴耗伤保真汤^④，阴阳补天大造^⑤痊。

①月华丸（《医学心悟》）

方歌：**桑菊二冬獭二地，参苓百山胶贝七。**

组成：桑叶　菊花　天冬　麦冬　獭肝　生地黄　熟地黄　沙参　茯苓百部　山药　阿胶　川贝母　三七

②百合固金汤（《慎斋遗书》）

方歌：**百合固金二地贝，玄麦甘桔白芍归。**

组成：百合　生地黄　熟地黄　贝母　玄参　麦冬　甘草　桔梗　白芍当归

③秦艽鳖甲散（《卫生宝鉴》）

方歌：**秦艽鳖甲归柴胡，青蒿乌梅知地骨。**

组成：秦艽　鳖甲　当归　柴胡　青蒿　乌梅　知母　地骨皮

④保真汤（《十药神书》）

方歌：**保真味莲归姜枣，二苓参芪术二芍，二冬二地柴厚草，知柏地骨陈皮好。**

组成：五味子　莲须　当归　生姜　大枣　赤茯苓　白茯苓　人参　黄芪　白术　白芍　赤芍　天冬　麦冬　生地黄　熟地黄　柴胡　厚朴　甘草　知母　黄柏　地骨皮　陈皮

⑤补天大造丸（《医学心悟》）

方歌：**补天大造丸，归脾四物选，龟鹿河山枸，草木龙芎免。**

组成：人参　黄芪　白术　茯苓（茯神）　酸枣仁　当归　远志　白芍　熟地黄　龟甲胶（龟甲）　鹿角胶　紫河车　山药　枸杞

［注］归脾汤：归脾参芪术神草，龙酸木归远姜枣。

　　　组成：人参　黄芪　白术　茯神　炙甘草　龙眼肉　酸枣仁　木香　当归　远志　生姜　大枣（本方去姜枣）

　　　四物汤：《局方》四物汤，地归芍芎襄。

　　　组成：熟地黄　当归　白芍　川芎

肺　胀

外寒内饮小龙①祛，痰浊苏降②合三子③，
痰蒙神窍涤痰汤④，痰热越婢半⑤桑皮⑥，
痰瘀阻肺涤痰瘀，葶苈大枣⑦桂苓⑧驱，
阳虚温肾健脾化，真武汤⑨合五苓⑩利，
肺肾气虚失摄纳，平喘固本⑪补肺⑫宜。

①小青龙汤（《伤寒论》）

方歌：**小青龙汤麻桂芍，姜辛味半和甘草。**

组成：麻黄　桂枝　芍药　干姜　细辛　五味子　半夏　甘草

②苏子降气汤（《太平惠民和剂局方》）

方歌：**苏降半夏桂前朴，苏叶草枣归姜入。**

组成：苏子　半夏　肉桂　前胡　厚朴　甘草　当归　大枣　生姜　苏叶

③三子养亲汤（《韩氏医通》）

方歌：**三子养亲汤，苏芥莱菔襄。**

组成：苏子　白芥子　莱菔子

④涤痰汤（《奇效良方》）

方歌：**涤痰汤出《奇效方》，南菖人枣温胆汤。**

组成：制南星　石菖蒲　人参　制半夏　橘红　大枣　茯苓　甘草　竹茹　枳实　生姜

［注］温胆汤：二陈竹枳姜。

　　　　组成：橘红　茯苓　甘草　半夏　竹茹　枳实　生姜

⑤越婢加半夏汤（《金匮要略》）

方歌：**越婢半夏汤，麻石枣草姜。**

组成：半夏　麻黄　石膏　大枣　甘草　生姜

⑥桑白皮汤（《景岳全书》）

方歌：**桑白皮汤芩连栀，杏仁贝母半苏子。**

组成：桑白皮　黄芩　黄连　栀子　杏仁　贝母　半夏　苏子

⑦葶苈大枣泻肺汤（《金匮要略》）

方歌：**葶苈大枣泻肺汤，方名药物构成方。**

组成：葶苈子　大枣

⑧桂枝茯苓丸（《金匮要略》）

方歌：**《金匮》桂枝茯苓丸，赤芍桃仁丹皮全。**

组成：桂枝　茯苓　赤芍　桃仁　丹皮

⑨真武汤（《伤寒论》）

方歌：**《伤寒》真武汤，苓芍附术姜。**

组成：茯苓　芍药　炮附子　白术　生姜

⑩五苓散（《伤寒论》）

方歌：**利水化气五苓散，猪茯泽术桂枝选。**

组成：猪苓　茯苓　泽泻　白术　桂枝

⑪平喘固本汤（验方）

方歌：**参沉胡带味虫灵，苏子半陈款冬行。**

组成：党参　沉香　胡桃仁　坎炁（脐带）　五味子　冬虫夏草　灵磁石　苏子　半夏　橘红　款冬花

⑫补肺汤（《永类钤方》）

方歌：**补肺五味与参芪，熟地紫菀配桑皮。**

组成：五味子　人参　黄芪　熟地黄　紫菀　桑白皮

肺　痿

肺痿浊唾涎沫咳，肺气虚冷肺燥热，

虚热救肺①麦门冬②，虚寒温肺草姜③④协。

①清燥救肺汤（《医门法律》）

方歌：**清燥救肺阿麦参，桑杏杷膏草麻仁。**

组成：阿胶　麦冬　人参　桑叶　杏仁　枇杷叶　石膏　甘草　胡麻仁

②麦门冬汤（《金匮要略》）

方歌：**麦门冬汤半参米，甘草大枣为一剂。**

组成：麦冬　半夏　人参　粳米　甘草　大枣

③甘草干姜汤（《伤寒论》）

方歌：**甘草干姜汤，方名组成方。**

组成：甘草　干姜

④生姜甘草汤（《备急千金要方》）

方歌：**生姜甘草汤，人参大枣襄。**

组成：生姜　甘草　人参　大枣

心系病证

心 悸

心虚胆怯安神定[①]，心血不足归脾[②]宁，

阴虚火旺天王[③]朱[④]，心阳不振温补心，

桂甘龙牡[⑤]参附汤[⑥]，水饮苓桂术甘[⑦]行，

瘀阻桃仁红花煎[⑧]，痰火黄连温胆[⑨]清。

①安神定志丸（《医学心悟》）

方歌：**安神定志神苓，龙齿远志蒲人。**

组成：茯神 茯苓 龙齿 远志 石菖蒲 人参

②归脾汤（《正体类要》）

方歌：**归脾参芪术神草，龙酸木归远姜枣。**

组成：人参 黄芪 白术 茯神 炙甘草 龙眼肉 酸枣仁 木香 当归 远志 生姜 大枣

③天王补心丹（《校注妇人良方》）

方歌：**归地二冬酸柏远，三参苓桔味为丸。（朱砂包衣）**

组成：当归 生地黄 天冬 麦冬 酸枣仁 柏子仁 远志 人参 玄参 丹参 茯苓 桔梗 五味子 朱砂

④朱砂安神丸（《内外伤辨惑论》）

方歌：**朱砂安神丸，归地草连全。**

组成：朱砂 当归 生地黄 炙甘草 黄连

⑤桂枝甘草龙骨牡蛎汤（《伤寒论》）

方歌：**《伤寒》桂甘龙牡汤，药物方名都一样。**

组成：桂枝 甘草 龙骨 牡蛎

⑥参附汤（《济生方》）

方歌：**《济生》参附汤，人参附子姜。**

组成：人参 炮附子 生姜

⑦苓桂术甘汤（《金匮要略》）

方歌：**苓桂术甘汤，方名组成方。**

组成：茯苓　桂枝　白术　甘草

⑧桃仁红花煎（《陈素庵妇科补解》）

方歌：**桃仁红花煎四物，丹乳香附青延胡***。

组成：桃仁　红花　当归　赤芍　川芎　生地黄　丹参　乳香　香附　青皮　延胡索

⑨黄连温胆汤（《六因条辨》）

方歌：**《六因》黄连温胆汤，二陈茹枳大枣姜。**

组成：黄连　半夏　陈皮　茯苓　甘草　竹茹　枳实　大枣　生姜

胸 痹

心血瘀阻血府逐①，气滞心胸柴胡疏②，

痰浊蒌薤半③涤痰④，寒凝心脉辛散助，

当归四逆⑤枳薤桂⑥，气阴生脉⑦养荣⑧补，

心肾阴虚天王⑨炙⑩，阳虚参附⑪右饮⑫图。

①血府逐瘀汤（《医林改错》）

方歌：**血府逐瘀桃红四，柴草枳桔与牛膝。**

组成：桃仁　红花　生地黄　当归　赤芍　川芎　柴胡　甘草　枳壳　桔梗　牛膝

②柴胡疏肝散（《证治准绳》）

方歌：**柴胡疏肝散四逆，香附川芎陈皮宜。**

组成：柴胡　枳壳　芍药　甘草　香附　川芎　陈皮

③栝蒌薤白半夏汤（《金匮要略》）

方歌：**栝蒌薤白半夏汤，白酒温通豁痰良。**

组成：瓜蒌（栝蒌）　薤白　半夏　白酒

④涤痰汤（《奇效良方》）

方歌：**涤痰汤出《奇效方》，南菖人枣温胆汤。**

---

* 注：四物汤中为白芍和熟地黄，本方中为赤芍与生地黄。血府逐瘀汤情况相同。

组成：制南星　石菖蒲　人参　制半夏　橘红　大枣　茯苓　甘草　竹茹　枳实　生姜

⑤当归四逆汤（《伤寒论》）

方歌：**当归四逆虚寒厥，桂细芍通枣草协。**

组成：当归　桂枝　细辛　芍药　通草　大枣　炙甘草

⑥枳实薤白桂枝汤（《金匮要略》）

方歌：**枳实薤白桂枝汤，厚朴瓜蒌通阳强。**

组成：枳实　薤白　桂枝　厚朴　瓜蒌

⑦生脉散（饮）（《医学启源》）

方歌：**《启源》生脉散，参麦五味选。**

组成：人参　麦冬　五味子

⑧人参养荣汤（《太平惠民和剂局方》）

方歌：**人参养荣味陈远，十全大补川芎免。**

组成：人参　五味子　陈皮　远志　茯苓　白术　炙甘草　当归　白芍　熟地黄　黄芪　肉桂

［注］十全大补汤：十全大补汤，芪桂八珍裹。

　　　　组成：人参　茯苓　白术　炙甘草　当归　白芍　熟地黄　川芎　黄芪　肉桂

⑨天王补心丹（《校注妇人良方》）

方歌：**归地二冬酸柏远，三参苓桔味为丸。（朱砂包衣）**

组成：当归　生地黄　天冬　麦冬　酸枣仁　柏子仁　远志　人参　玄参　丹参　茯苓　桔梗　五味子　朱砂

⑩炙甘草汤（《伤寒论》）

方歌：**炙甘草汤阿麦麻，人参姜枣地桂夸。**

组成：炙甘草　阿胶　麦冬　火麻仁　人参　生姜　大枣　生地黄　桂枝

⑪参附汤（《济生方》）

方歌：**《济生》参附汤，人参附子姜。**

组成：人参　炮附子　生姜

⑫右归饮（《景岳全书》）

方歌：**右归饮中桂附杜，地萸山枸甘草入。**

组成：肉桂　制附子　杜仲　熟地黄　山茱萸　山药　枸杞　甘草

心 衰

气虚血瘀益气活，保元汤①合血府逐②，

气阴两虚生脉散③，阳虚水泛凌心络，

葶苈大枣④真武汤⑤，喘脱四逆人参⑥束。

①保元汤（《博爱心鉴》）

方歌：《心鉴》保元汤，参芪桂草姜。

组成：人参　黄芪　肉桂　甘草　生姜

②血府逐瘀汤（《医林改错》）

方歌：血府逐瘀桃红四，柴草枳桔与牛膝。

组成：桃仁　红花　生地黄　当归　赤芍　川芎　柴胡　甘草　枳壳　桔梗　牛膝

③生脉散（饮）（《医学启源》）

方歌：《启源》生脉散，参麦五味选。

组成：人参　麦冬　五味子

④葶苈大枣泻肺汤（《金匮要略》）

方歌：葶苈大枣泻肺汤，方名药物构成方。

组成：葶苈子　大枣

⑤真武汤（《伤寒论》）

方歌：《伤寒》真武汤，苓芍附术姜。

组成：茯苓　芍药　炮附子　白术　生姜

⑥四逆加人参汤（《伤寒论》）

方歌：四逆加人参汤，人参附子草姜。

组成：附子　炙甘草　干姜　人参

不 寐

肝火龙胆泻肝丸①，痰热扰心温胆连②，

心脾两虚归脾汤③，心肾不交不寐烦，

交泰丸④合六味地⑤，心胆定志⑥枣仁⑦痊。

①龙胆泻肝汤（丸）（《医方集解》）

方歌：**龙芩栀泽与木通，车归柴草生地用。**

组成：龙胆草　黄芩　栀子　泽泻　木通　车前子　当归　柴胡　生甘草　生地黄

②黄连温胆汤（《六因条辨》）

方歌：**《六因》黄连温胆汤，二陈竹枳大枣姜。**

组成：黄连　半夏　陈皮　茯苓　甘草　竹茹　枳实　大枣　生姜

③归脾汤（《正体类要》）

方歌：**归脾参芪术神草，龙酸木归远姜枣。**

组成：人参　黄芪　白术　茯神　炙甘草　龙眼肉　酸枣仁　木香　当归　远志　生姜　大枣

④交泰丸（《韩氏医通》）

方歌：**交泰丸，连桂全。**

组成：黄连　肉桂

⑤六味地黄丸（《小儿药证直诀》）

方歌：**《直诀》六味地黄丸，地萸山和泽茯丹。**

组成：熟地黄　山茱萸　山药　泽泻　茯苓　丹皮

⑥安神定志丸（《医学心悟》）

方歌：**安神定志神苓，龙齿远志蒲人。**

组成：茯神　茯苓　龙齿　远志　石菖蒲　人参

⑦酸枣仁汤（《金匮要略》）

方歌：**酸枣仁汤中甘草，知母川芎茯苓好。**

组成：酸枣仁　甘草　知母　川芎　茯苓

附：多寐

湿盛困脾平胃散①，瘀血通窍活血②选，
阳虚附子理中汤③，脾虚香砂六君④添。

①平胃散（《太平惠民和剂局方》）

方歌：**《和剂局方》平胃散，陈厚苍甘姜枣选。**

组成：陈皮　厚朴　苍术　甘草　生姜　大枣

②通窍活血汤（《医林改错》）

方歌：**通窍活血桃红芎，赤酒麝香枣姜葱。**

组成：桃仁　红花　川芎　赤芍　黄酒　麝香　大枣　鲜姜　老葱

③附子理中丸（《太平惠民和剂局方》）

方歌：**附子理中丸，参术姜草全。**

组成：炮附子　人参　白术　炮姜　炙甘草

④香砂六君子汤（《古今名医方论》）

方歌：**《方论》香砂六君子，参苓术草半陈皮。**

组成：木香　砂仁　人参　茯苓　白术　炙甘草　半夏　陈皮

脑系病证

头 痛

一、外感头痛

风寒头痛川芎茶[①]，风热芎芷石膏[②]化，
风湿羌活胜湿汤[③]，暑湿藿佩荷叶加。

①川芎茶调散（《太平惠民和剂局方》）

方歌：**川芎茶调荆防薄，羌芷细辛甘草和。**

组成：川芎　荆芥　防风　薄荷　羌活　白芷　细辛　甘草

②芎芷石膏汤（《医宗金鉴》）

方歌：**芎芷石膏汤，羌藁菊花襄。**

组成：川芎　白芷　石膏　羌活　藁本　菊花

③羌活胜湿汤（《内外伤辨惑论》）

方歌：**羌活胜湿汤独芎，甘蔓藁本与防风。**

组成：羌活　独活　川芎　甘草　蔓荆子　藁本　防风

二、内伤头痛

肝阳头痛天钩饮[①]，血虚加味四物[②]宁，
气虚益气聪明汤[③]，痰浊半白天麻[④]请，
肾虚补肾大补元[⑤]，瘀血通窍活血[⑥]行。

①天麻钩藤饮（《杂病证治新义》）

方歌：**天钩石决杜膝寄，栀芩益交茯神宜。**

组成：天麻　钩藤　石决明　杜仲　怀牛膝　桑寄生　栀子　黄芩　益母草　夜交藤　茯神

②加味四物汤（《金匮翼》）

方歌：**加味四物汤，蔓菊芩草襄** * 。

---

* 注：四物汤中为熟地黄，本方中为生地黄。

组成：当归　白芍　川芎　生地黄　蔓荆子　菊花　黄芩　甘草

③益气聪明汤（《东垣试效方》）

方歌：**益气聪明参芪升，芍甘黄柏葛蔓荆。**

组成：人参　黄芪　升麻　芍药　炙甘草　黄柏　葛根　蔓荆子

④半夏白术天麻汤（《医学心悟》）

方歌：**半夏白术天麻汤，二陈姜枣眩晕良。**

组成：半夏　白术　天麻　茯苓　橘红　甘草　大枣　生姜

⑤大补元煎（《景岳全书》）

方歌：**大补元煎三补，枸草人参归杜。**

组成：熟地黄　山茱萸　炒山药　枸杞　炙甘草　人参　当归　杜仲

［注］三补：熟地黄　山茱萸　山药

⑥通窍活血汤（《医林改错》）

方歌：**通窍活血桃红芎，赤酒麝香枣姜葱。**

组成：桃仁　红花　川芎　赤芍　黄酒　麝香　大枣　鲜姜　老葱

眩　晕

肝阳上亢天钩饮①，气血亏虚归脾②顶，

瘀血阻窍通窍活③，痰湿半白天麻④请，

肾精不足左归丸⑤，阴损及阳右丸⑥进。

①天麻钩藤饮（《杂病证治新义》）

方歌：**天钩石决杜膝寄，栀芩益交茯神宜。**

组成：天麻　钩藤　石决明　杜仲　怀牛膝　桑寄生　栀子　黄芩　益母草　夜交藤　茯神

②归脾汤（《正体类要》）

方歌：**归脾参芪术神草，龙酸木归远姜枣。**

组成：人参　黄芪　白术　茯神　炙甘草　龙眼肉　酸枣仁　木香　当归　远志　生姜　大枣

③通窍活血汤（《医林改错》）

方歌：**通窍活血桃红芎，赤酒麝香枣姜葱。**

组成：桃仁　红花　川芎　赤芍　黄酒　麝香　大枣　鲜姜　老葱

④半夏白术天麻汤（《医学心悟》）

方歌：**半夏白术天麻汤，二陈姜枣眩晕良。**

组成：半夏　白术　天麻　茯苓　橘红　甘草　大枣　生姜

⑤左归丸（《景岳全书》）

方歌：**左丸三补枸菟丝，龟胶鹿胶川牛膝。**

组成：熟地黄　山茱萸　山药　枸杞　菟丝子　龟甲胶　鹿角胶　川牛膝

⑥右归丸（《景岳全书》）

方歌：**右丸三补鹿胶附，枸肉菟丝与归杜。**

组成：熟地黄　山茱萸　山药　鹿角胶　制附子　枸杞　肉桂　菟丝子　当归　杜仲

中　风

一、急性期

（一）中经络

风痰入络息风先，半白天麻①桃红煎②，

风阳上扰天钩饮③，虚风镇肝息风④参。

①半夏白术天麻汤（《医学心悟》）

方歌：**半夏白术天麻汤，二陈姜枣眩晕良。**

组成：半夏　白术　天麻　茯苓　橘红　甘草　大枣　生姜

②桃仁红花煎（《陈素庵妇科补解》）

方歌：**桃仁红花煎四物，丹乳香附青延胡。**

组成：桃仁　红花　当归　赤芍　川芎　生地黄　丹参　乳香　香附　青皮　延胡索

③天麻钩藤饮（《杂病证治新义》）

方歌：**天钩石决杜膝寄，栀芩益交茯神宜。**

组成：天麻　钩藤　石决明　杜仲　怀牛膝　桑寄生　栀子　黄芩　益母草　夜交藤　茯神

④镇肝息风汤（《医学衷中参西录》中写作"镇肝熄风汤"）

方歌：**膝赭龙牡龟芍药，玄麦天楝茵甘草。**

组成：怀牛膝　生代赭石　生龙骨　生牡蛎　生龟甲　芍药　玄参　生麦芽　天冬　川楝子　茵陈　甘草

（二）中脏腑

1. 闭证

痰热腑实风痰扰，通腑息风桃承①导，

痰火瘀闭神窍阻，羚钩②至宝③安④开窍，

痰浊瘀闭蒙心神，涤痰⑤苏合香丸⑥疗。

①桃仁承气汤（《温病条辨》）

方歌：**桃仁承气汤，硝黄芍丹当。**

组成：桃仁　芒硝　大黄　芍药　丹皮　当归

②羚角钩藤汤（《通俗伤寒论》）

方歌：**羚角钩藤，桑菊茯神，生地芍草，竹茹贝好。**

组成：羚羊角（山羊角代）　钩藤　桑叶　菊花　茯神　生地黄　芍药　甘草　竹茹　贝母

③至宝丹——中成药

④安宫牛黄丸——中成药

⑤涤痰汤（《奇效良方》）

方歌：**涤痰汤出《奇效方》，南菖人枣温胆汤。**

组成：胆南星　石菖蒲　人参　制半夏　橘红　大枣　茯苓　甘草　竹茹　枳实　生姜

⑥苏合香丸——中成药

2. 脱证

回阳救阴益气固，即用参附①生脉②助。

①参附汤（《济生方》）

方歌：**《济生》参附汤，人参附子姜。**

组成：人参　炮附子　生姜

②生脉散（饮）（《医学启源》）

方歌：**《启源》生脉散，参麦五味选。**

组成：人参　麦冬　五味子

二、恢复期和后遗症期

风痰瘀阻解语①主，虚瘀补阳来还五②，
肝肾亏虚补肝肾，左丸③地黄饮子④补。

①解语丹（《妇人大全良方》）
方歌：**解语星附天麻香，羌活僵蚕蝎远菖。**
组成：胆南星　白附子　天麻　木香　羌活　白僵蚕　全蝎　远志　石菖蒲

②补阳还五汤（《医林改错》）
方歌：**补阳还五地龙芪，桃红四物去熟地。**
组成：地龙　黄芪　桃仁　红花　当归尾　赤芍　川芎

③左归丸（《景岳全书》）
方歌：**左丸三补枸菟丝，龟胶鹿胶川牛膝。**
组成：熟地黄　山茱萸　山药　枸杞　菟丝子　龟甲胶　鹿角胶　川牛膝

④地黄饮子（《黄帝素问宣明论方》）
方歌：**地黄饮桂附，巴萸味苁茯，斛麦石菖蒲，薄远姜枣入。**
组成：干地黄　肉桂　炮附子　巴戟天　山茱萸　五味子　肉苁蓉　茯苓　石斛　麦冬　石菖蒲　薄荷　远志　生姜　大枣

痴　呆

髓海不足七福饮①，脾肾亏虚还少②请，
气血不足归脾汤③，痰浊蒙窍洗心④进，
瘀阻脑络通窍活⑤，心肝火旺清肝心，
安神定志天钩饮⑥，热毒黄连解毒⑦成。

①七福饮（《景岳全书》）
方歌：**七福参术草，熟归远志枣。**
组成：人参　白术　炙甘草　熟地黄　当归　远志　酸枣仁

②还少丹（《医方集解》）
方歌：**还少六味去泽丹，楮枸牛杜巴戟天，小茴苁蓉远菖味，菟丝续断**

脾肾先。

组成：熟地黄　山萸肉　山药　白茯苓　楮实子　枸杞　牛膝　杜仲　巴戟天　茴香　肉苁蓉　远志　石菖蒲　五味子　菟丝子　续断

[注] 六味地黄丸：《直诀》六味地黄丸，地萸山和泽茯丹。

　　　组成：熟地黄　山茱萸　山药　茯苓　泽泻　丹皮

③归脾汤（《正体类要》）

方歌：**归脾参芪术神草，龙酸木归远姜枣。**

组成：人参　黄芪　白术　茯神　炙甘草　龙眼肉　酸枣仁　木香　当归　远志　生姜　大枣

④洗心汤（《辨证录》）

方歌：**《辨证录》中洗心汤，参附二陈枣曲菖。**

组成：人参　附子　半夏　陈皮　茯神（茯苓）　甘草　生酸枣仁　神曲　石菖蒲

⑤通窍活血汤（《医林改错》）

方歌：**通窍活血桃红芎，赤酒麝香枣姜葱。**

组成：桃仁　红花　川芎　赤芍　黄酒　麝香　大枣　鲜姜　老葱

⑥天麻钩藤饮（《杂病证治新义》）

方歌：**天钩石决杜膝寄，栀芩益交茯神宜。**

组成：天麻　钩藤　石决明　杜仲　怀牛膝　桑寄生　栀子　黄芩　益母草　夜交藤　茯神

⑦黄连解毒汤（《外台秘要》）

方歌：**黄连解毒汤，芩连柏栀襄。**

组成：黄芩　黄连　黄柏　栀子

癫　狂

一、癫证

痰气郁结逍遥①涤②，心脾两虚养③越鞠④。

①逍遥散（《太平惠民和剂局方》）

方歌：**逍遥散中柴归芍，炮姜薄荷苓术草。**

组成：柴胡　当归　芍药　炮姜　薄荷　茯苓　白术　甘草

②涤痰汤（《奇效良方》）

方歌：**涤痰汤出《奇效方》，南菖人枣温胆汤。**

组成：制南星　石菖蒲　人参　大枣　制半夏　橘红　茯苓　甘草　竹茹　枳实　生姜

③养心汤（《证治准绳》）

方歌：**养心芪苓，芎归半神，酸柏远味，肉草人参。**

组成：黄芪　茯苓　川芎　当归　半夏曲　茯神　酸枣仁　柏子仁　远志　五味子　肉桂　炙甘草　人参

④越鞠丸（《丹溪心法》）

方歌：**越鞠香附曲，苍芎栀子宜。**

组成：香附　神曲　苍术　川芎　栀子

二、狂证

痰火扰神铁落饮①，伤阴琥珀②煎二阴③，

痰热瘀结神窍扰，癫狂梦醒④加减清。

①生铁落饮（《医学心悟》）

方歌：**铁落二冬苓，连翘远茯神，辰砂玄丹贝，菖胆橘钩藤。**

组成：生铁落　天冬　麦冬　茯苓　连翘　远志　茯神　辰砂（朱砂）　玄参　丹参　贝母　石菖蒲　胆南星　橘红　钩藤

②琥珀养心丹（《证治准绳》）

方歌：**琥珀养心茯神，龙齿远志蒲人，朱连归地金箔，牛黄枣仁柏仁。**

组成：琥珀　茯神　龙齿　远志　石菖蒲　人参　朱砂　黄连　当归身　生地黄　金箔　牛黄　酸枣仁　柏子仁

③二阴煎（《景岳全书》）

方歌：**增液导赤二阴煎，黄连茯苓枣仁酸。**

组成：生地黄　玄参　麦冬　木通　甘草　竹叶　黄连　茯苓　酸枣仁

［注］增液汤：增液汤是《条辨》方，玄麦生地润燥良。

组成：生地黄　玄参　麦冬

导赤散：《药证直诀》导赤散，生地木通竹草选。

组成：生地黄　木通　甘草　竹叶

④癫狂梦醒汤（《医林改错》）

方歌：**附胡青陈大腹桑，苏半赤桃草通良。**

组成：香附　柴胡　青皮　陈皮　大腹皮　桑白皮　紫苏　半夏　赤芍　桃仁　甘草　木通

痫　证

一、发作期

阳痫急以开窍醒，继以定痫①黄连②清，

阴痫急以开窍醒，继以二陈③五生饮④。

①定痫丸（《医学心悟》）

方歌：**定痫天麻半陈，丹麦远菖星神，辰砂竹沥苓姜，川贝蚕蝎琥宁。**

组成：天麻　半夏　陈皮　丹参　麦冬　远志　石菖蒲　胆南星　茯神　辰砂（朱砂）　竹沥　茯苓　生姜　川贝母　僵蚕　全蝎　琥珀

②黄连解毒汤（《外台秘要》）

方歌：**黄连解毒汤，芩连柏栀襄。**

组成：黄芩　黄连　黄柏　栀子

③二陈汤（《太平惠民和剂局方》）

方歌：**二陈乌梅姜，半陈茯甘襄。**

组成：乌梅　生姜　半夏　陈皮　茯苓　甘草

④五生饮（《世医得效方》）

方歌：**《世医得效》五生饮，乌附半星黑豆请。**

组成：川乌　白附子　生半夏　生南星　黑豆

二、休止期

肝火痰热龙胆①涤②，脾虚痰盛六君③协，

肝肾阴虚大补元④，瘀阻脑络通窍⑤烈。

①龙胆泻肝汤（《医方集解》）

方歌：**龙芩栀泽与木通，车归柴草生地用。**

组成：龙胆草　黄芩　栀子　泽泻　木通　车前子　当归　柴胡　生甘草

生地黄

②涤痰汤（《奇效良方》）

方歌：**涤痰汤出《奇效方》，南菖人枣温胆汤。**

组成：制南星　石菖蒲　人参　制半夏　橘红　大枣　茯苓　甘草　竹茹枳实　大枣　生姜

③六君子汤（《医学正传》）

方歌：**《医学正传》六君子，参苓术草半陈皮。**

组成：人参　茯苓　白术　炙甘草　半夏　陈皮

④大补元煎（《景岳全书》）

方歌：**大补元煎三补，枸草人参归杜。**

组成：熟地黄　山茱萸　炒山药　枸杞　炙甘草　人参　当归　杜仲

⑤通窍活血汤（《医林改错》）

方歌：**通窍活血桃红芎，赤酒麝香枣姜葱。**

组成：桃仁　红花　川芎　赤芍　黄酒　麝香　大枣　鲜姜　老葱

脾胃系病证

胃　痛

寒邪良附①食保和②，肝气柴胡疏肝③郁，
湿热中阻清中汤④，肝胃郁热化肝⑤逐，
瘀血失笑⑥丹参饮⑦，脾胃虚寒芪建⑧拔，
胃阴不足润降失，养阴止痛益胃⑨和。

①良附丸（《良方集腋》）

方歌：**温里散寒良附丸，良姜香附止痛痉。**

组成：高良姜　香附

②保和丸（《丹溪心法》）

方歌：**保和山楂神曲妙，二陈草去菔子翘。**

组成：山楂　神曲　半夏　陈皮　茯苓　连翘　莱菔子

③柴胡疏肝散（《证治准绳》）

方歌：**柴胡疏肝散四逆，香附川芎陈皮宜。**

组成：柴胡　芍药　枳壳　炙甘草　香附　川芎　陈皮

④清中汤（《证治准绳》）

方歌：**清中汤二陈，连栀草蔻仁。**

组成：半夏　陈皮　茯苓　甘草　黄连　栀子　草豆蔻

⑤化肝煎（《景岳全书》）

方歌：**《景岳全书》化肝煎，青陈泽贝芍栀丹。**

组成：青皮　陈皮　泽泻　贝母　白芍　栀子　丹皮

⑥失笑散（《证类本草》）

方歌：**化瘀通络失笑散，蒲黄灵脂定痛选。**

组成：蒲黄　五灵脂

⑦丹参饮（《时方歌括》）

方歌：**《歌括》丹参饮，檀香砂仁请。**

组成：丹参　檀香　砂仁

⑧黄芪建中汤（《金匮要略》）

方歌：《金匮》黄芪建中汤，饴糖桂芍草枣姜。

组成：黄芪　饴糖　桂枝　白芍　炙甘草　大枣　生姜

⑨益胃汤（《温病条辨》）

方歌：《温病条辨》益胃汤，沙麦玉地和冰糖。

组成：沙参　麦冬　玉竹　生地黄　冰糖

附：吐酸

吐酸热证左金丸①，寒证香砂六君②选。

①左金丸（《丹溪心法》）

方歌：黄连吴萸左金丸，胃热吐酸服之痊。

组成：黄连　吴茱萸

②香砂六君子汤（《古今名医方论》）

方歌：《方论》香砂六君汤，参苓术草半陈襄。

组成：木香　砂仁　人参　茯苓　白术　炙甘草　半夏　陈皮

附：嘈杂

嘈杂胃热温胆①宜，胃虚四②益③血归脾④。

①黄连温胆汤（《六因条辨》）

方歌：《六因》黄连温胆汤，二陈竹枳大枣姜。

组成：黄连　半夏　陈皮　茯苓　甘草　竹茹　枳实　大枣　生姜

②四君子汤（《太平惠民和剂局方》）

方歌：《局方》四君汤，参苓术草襄。

组成：人参　茯苓　白术　炙甘草

③益胃汤（《温病条辨》）

方歌：《温病条辨》益胃汤，沙麦玉地和冰糖。

组成：沙参　麦冬　玉竹　生地黄　冰糖

④归脾汤（《正体类要》）

方歌：归脾参芪术神草，龙酸木归远姜枣。

组成：人参　黄芪　白术　茯神　炙甘草　龙眼肉　酸枣仁　木香　当归
远志　生姜　大枣

胃　痞

实痞食停保和①消，痰湿平胃②二陈③疗，
湿热泻心④连朴饮⑤，肝胃不和越⑥枳⑦效，
虚痞脾虚补中益⑧，胃阴不足益胃⑨妙。

①保和丸（《丹溪心法》）

方歌：**保和山楂神曲妙，二陈草去菔子翘。**

组成：山楂　神曲　半夏　陈皮　茯苓　莱菔子　连翘

②平胃散（《太平惠民和剂局方》）

方歌：**《和剂局方》平胃散，陈厚苍甘姜枣选。**

组成：陈皮　厚朴　苍术　甘草　生姜　大枣

③二陈汤（《太平惠民和剂局方》）

方歌：**二陈乌梅姜，半陈茯甘襄。**

组成：乌梅　生姜　半夏　陈皮　茯苓　甘草

④泻心汤（《金匮要略》）

方歌：**《金匮》泻心汤，芩连大黄襄。**

组成：黄芩　黄连　大黄

⑤连朴饮（《霍乱论》）

方歌：**连朴饮中用芦根，栀豉菖蒲半夏寻。**

组成：黄连　厚朴　芦根　栀子　淡豆豉　石菖蒲　制半夏

⑥越鞠丸（《丹溪心法》）

方歌：**越鞠香附曲，苍芎栀子宜。**

组成：香附　神曲　苍术　川芎　栀子

⑦枳术丸（《内外伤辨惑论》）

方歌：**健脾消痞枳术丸，枳实白术攻补痊。**

组成：枳实　白术

⑧补中益气汤（《内外伤辨惑论》）

方歌：**补中参芪术草益，升柴当归和陈皮。**

组成：人参　黄芪　白术　炙甘草　升麻　柴胡　当归身　陈皮

⑨益胃汤（《温病条辨》）

方歌：**《温病条辨》益胃汤，沙麦玉地和冰糖。**

组成：沙参　麦冬　玉竹　生地黄　冰糖

呕　吐

外邪犯胃藿香散①，饮食停滞保和丸②，

痰饮苓桂③小半夏④，肝气半厚⑤左金⑥瘥，

胃阴不足麦门冬⑦，脾胃虚寒理⑧砂半。

①藿香正气散（《太平惠民和剂局方》）

方歌：**藿香正气散大腹，白芷紫苏术厚朴，二陈姜枣与桔梗，化浊和中表解除。**

组成：藿香　大腹皮　白芷　紫苏　白术　厚朴　半夏曲　陈皮　茯苓　甘草　生姜　大枣　桔梗

②保和丸（《丹溪心法》）

方歌：**保和山楂神曲妙，二陈草去菔子翘。**

组成：山楂　神曲　半夏　陈皮　茯苓　莱菔子　连翘

③苓桂术甘汤（《金匮要略》）

方歌：**苓桂术甘汤，方名组成方。**

组成：茯苓　桂枝　白术　甘草

④小半夏汤（《金匮要略》）

方歌：**小半夏汤，半夏生姜。**

组成：半夏　生姜

⑤半夏厚朴汤（《金匮要略》）

方歌：**半夏厚朴汤，紫苏苓生姜。**

组成：半夏　厚朴　紫苏　茯苓　生姜

⑥左金丸（《丹溪心法》）

方歌：**黄连吴萸左金丸，胃热吐酸服之瘥。**

组成：黄连　吴茱萸

⑦麦门冬汤（《金匮要略》）

方歌：**麦门冬汤半参米，甘草大枣为一剂。**

组成：麦冬　半夏　人参　粳米　甘草　大枣

⑧理中汤（《伤寒论》）

方歌：**《伤寒》理中汤，参姜术草襄。**

组成：人参　干姜　白术　甘草

噎　膈

痰气交阻启膈①方，津亏热结沙麦汤②，

瘀血内结通幽③用，气虚阳微运脾④帮。

①启膈散（《医学心悟》）

方歌：**启膈丹贝苓砂壳，郁金杵糠沙参荷。**

组成：丹参　川贝母　茯苓　砂仁壳　郁金　杵头糠　沙参　荷叶蒂

②沙参麦冬汤（《温病条辨》）

方歌：**《条辨》沙参麦冬汤，花粉扁豆玉草桑。**

组成：沙参　麦冬　天花粉　白扁豆　玉竹　甘草　桑叶

③通幽汤（《兰室秘藏》）

方歌：**通幽二地草，桃红归升好。**

组成：熟地黄　生地黄　炙甘草　桃仁　红花　当归　升麻

④补气运脾汤（《医学统旨》）

方歌：**补气运脾，六君砂芪。**

组成：陈皮　半夏　人参　茯苓　白术　甘草　砂仁　黄芪

附：反胃

反胃脾胃虚寒证，丁香透膈①加减应。

①丁香透膈汤（《医学入门》）

方歌：**丁香透膈反胃方，香砂六君附沉香，曲麦厚朴藿草果，肉蔻白蔻青皮良。**

组成：丁香　木香　砂仁　陈皮　半夏　人参　茯苓　白术　甘草　香

附 沉香 神曲 麦芽 厚朴 藿香 草果 肉豆蔻 白豆蔻 青皮

呃 逆

胃中寒冷丁香散①，胃火竹叶石膏②见，
气机郁滞五磨饮③，脾胃阳虚理中④显，
胃阴不足益胃汤⑤，橘皮竹茹汤⑥加减。

①丁香散（《中藏经》）

方歌：**丁香散柿蒂，良姜甘草宜。**

组成：丁香 柿蒂 高良姜 炙甘草

②竹叶石膏汤（《伤寒论》）

方歌：**竹叶石膏好，半参麦粳草。**

组成：竹叶 石膏 半夏 人参 麦冬 粳米 甘草

③五磨饮子（《医方考》）

方歌：**五磨饮子沉木乌，枳实槟榔白酒属。**

组成：沉香 木香 乌药 枳实 槟榔 白酒

④理中汤（丸）（《伤寒论》）

方歌：**《伤寒》理中汤，参姜术草襄。**

组成：人参 干姜 白术 甘草

⑤益胃汤（《温病条辨》）

方歌：**《温病条辨》益胃汤，沙麦玉地和冰糖。**

组成：沙参 麦冬 玉竹 生地黄 冰糖

⑥橘皮竹茹汤（《金匮要略》）

方歌：**橘皮竹茹汤，人参草枣姜。**

组成：橘皮 竹茹 人参 甘草 大枣 生姜

腹 痛

寒邪良附①天香散②，湿热大承③大柴④减，
肝郁气滞柴胡疏⑤，食滞枳实导滞丸⑥，
瘀血少腹逐瘀汤⑦，中虚脏寒小建⑧管。

①良附丸（《良方集腋》）

方歌：**温里散寒良附丸，良姜香附止痛痉。**

组成：高良姜　香附

②正气天香散（《医学纲目》）

方歌：**正气天香乌，香附陈姜苏。**

组成：乌药　香附　陈皮　干姜　紫苏

③大承气汤（《伤寒论》）

方歌：**大承气汤，枳朴硝黄。**

组成：枳实　厚朴　芒硝　大黄

④大柴胡汤（《伤寒论》）

方歌：**大柴胡枳军，芍半姜枣芩。**

组成：柴胡　枳实　大黄　白芍　半夏　生姜　大枣　黄芩

⑤柴胡疏肝散（《证治准绳》）

方歌：**柴胡疏肝散四逆，香附川芎陈皮宜。**

组成：柴胡　枳壳　芍药　炙甘草　香附　川芎　陈皮

⑥枳实导滞丸（《内外伤辨惑论》）

方歌：**枳实导滞泻心全，苓术泽泻神曲添。**

组成：枳实　黄芩　黄连　大黄　茯苓　白术　泽泻　神曲

［注］泻心汤：《金匮》泻心汤，芩连大黄裹。

　　　　组成：黄芩　黄连　大黄

⑦少腹逐瘀汤（《医林改错》）

方歌：**少逐归芍芎蒲五，桂茴姜延没药入。**

组成：当归　赤芍　川芎　蒲黄　五灵脂　肉桂　小茴香　干姜　延胡索　没药

⑧小建中汤（《伤寒论》）

方歌：**小建中汤《伤寒》方，桂芍甘姜枣饴糖。**

组成：桂枝　白芍　甘草　生姜　大枣　饴糖

泄　泻

暴泻寒湿正气散①，湿热葛根芩连②选，

食滞肠胃用保和③，久泄脾虚参苓④减，

肝气乘脾痛泻要⑤，肾阳虚衰四神丸⑥。

①藿香正气散（《太平惠民和剂局方》）

方歌：**藿香正气散大腹，白芷紫苏术厚朴，二陈姜枣与桔梗，化浊和中表解除。**

组成：藿香　大腹皮　白芷　紫苏　白术　厚朴　半夏曲　陈皮　茯苓　甘草　生姜　大枣　桔梗

②葛根芩连汤（《伤寒论》）

方歌：**《伤寒》葛根芩连汤，葛根芩连炙草襄。**

组成：葛根　黄芩　黄连　炙甘草

③保和丸（《丹溪心法》）

方歌：**保和山楂神曲妙，二陈草去菔子翘。**

组成：山楂　神曲　半夏　陈皮　茯苓　莱菔子　连翘

④参苓白术散（《太平惠民和剂局方》）

方歌：**参苓白术散甘草，扁山莲桔苡砂枣。**

组成：人参　茯苓　白术　甘草　白扁豆　山药　莲子　桔梗　薏苡仁　砂仁　大枣

⑤痛泻要方（《医学正传》）

方歌：**痛泻要方，芍术陈防。**

组成：白芍　白术　陈皮　防风

⑥四神丸（《内科摘要》）

方歌：**四神丸治五更泻，蔻吴补五姜枣捷。**

组成：肉豆蔻　吴茱萸　补骨脂　五味子　生姜　大枣

痢　疾

湿热清化芍药汤①，疫毒芍药①白头②良，

寒湿不换金正气③，阴虚养阴清肠康，

驻车④黄连阿胶⑤应，虚寒桃花⑥真人养⑦，

痢久气陷补中⑧治，休息发作连理⑨强，

寒热错杂乌梅丸⑩，瘀血内阻少逐⑪刚。

①芍药汤（《素问病机气宜保命集》）

方歌：**芍药汤中桂将军，芩香连草配当槟。**

组成：芍药 肉桂 大黄 黄芩 木香 黄连 炙甘草 当归 槟榔

②白头翁汤（《伤寒论》）

方歌：**白头翁汤，秦柏连襄。**

组成：白头翁 秦皮 黄柏 黄连

③不换金正气散（《太平惠民和剂局方》）

方歌：**《局方》不换金正气，藿半姜枣平胃记。**

组成：藿香 半夏 生姜 大枣 陈皮 厚朴 苍术 甘草

④驻车丸（《备急千金要方》）

方歌：**《千金》驻车丸，归胶姜黄连。**

组成：当归 阿胶 干姜 黄连

⑤黄连阿胶汤（《伤寒论》）

方歌：**黄连阿胶《伤寒》方，芩连芍阿鸡子黄。**

组成：黄连 阿胶 黄芩 白芍 鸡子黄

⑥桃花汤（《伤寒论》）

方歌：**《伤寒论》中桃花汤，石脂粳米与干姜。**

组成：赤石脂 粳米 干姜

⑦真人养脏汤（《太平惠民和剂局方》）

方歌：**真人养脏芍草当，参术桂蔻诃粟香。**

组成：白芍 炙甘草 当归 人参 白术 肉桂 肉豆蔻 诃子 罂粟壳 木香

⑧补中益气汤（《内外伤辨惑论》）

方歌：**补中参芪术草益，升柴当归和陈皮。**

组成：人参 黄芪 白术 炙甘草 升麻 柴胡 当归身 陈皮

⑨连理汤（《证治要诀类方》）

方歌：**《证治要诀》连理汤，理中汤加连苓襄。**

组成：人参 干姜 白术 炙甘草 黄连 茯苓

⑩乌梅丸（《伤寒论》）

方歌：**乌梅细辛归桂附，椒姜柏连人参助。**

组成：乌梅 细辛 当归 桂枝 附子 蜀椒 干姜 黄柏 黄连 人参

⑪少腹逐瘀汤（《医林改错》）

方歌：**少逐归芍芎蒲五，桂茴姜延没药入。**

组成：当归 赤药 川芎 蒲黄 五灵脂 肉桂 小茴香 干姜 延胡索 没药

便 秘

实秘热秘麻仁①通，气秘导滞六磨②用，
冷秘大黄附子汤③，虚秘气虚黄芪④重，
血虚润肠⑤阴虚增⑥，阳虚温润济川⑦从。

①麻子仁丸（《伤寒论》）

方歌：**麻仁小承芍，杏仁治脾约。**

组成：麻子仁 芍药 枳实 大黄 厚朴 杏仁 白蜜

②六磨汤（《世医得效方》）

方歌：**《世医得效》六磨汤，沉木乌大枳槟榔。**

组成：沉香 木香 乌药 大黄 枳壳 槟榔

③大黄附子汤（《金匮要略》）

方歌：**大黄附子汤，细辛冷秘光。**

组成：大黄 附子 细辛

④黄芪汤（《金匮翼》）

方歌：**黄芪汤治气虚秘，陈皮火麻与白蜜。**

组成：黄芪 陈皮 火麻仁 白蜜

⑤润肠丸（《丹溪心法》）

方歌：**润肠归地桃麻枳，养血滋阴润燥秘。**

组成：当归 生地黄 桃仁 火麻仁 枳壳

⑥增液汤（《温病条辨》）

方歌：**增液汤是《条辨》方，玄麦生地润燥良。**

组成：玄参 麦冬 生地黄

⑦济川煎（《景岳全书》）

方歌：**济川煎归升，泽牛苁枳行。**

组成：当归 升麻 泽泻 牛膝 肉苁蓉 枳壳

肝胆系病证

胁　痛

肝郁气滞疏肝散^①，肝胆湿热泻龙胆^②，
瘀阻血府^③或复元^④，肝络失养一贯煎^⑤。

①柴胡疏肝散（《证治准绳》）
方歌：**柴胡疏肝散四逆，香附川芎陈皮宜。**
组成：柴胡　枳壳　芍药　炙甘草　香附　川芎　陈皮

②龙胆泻肝汤（《医方集解》）
方歌：**龙芩栀泽与木通，车归柴草生地用。**
组成：龙胆草　黄芩　栀子　泽泻　木通　车前子　当归　柴胡　生甘草
生地黄

③血府逐瘀汤（《医林改错》）
方歌：**血府逐瘀桃红四，柴草枳桔与牛膝。**
组成：桃仁　红花　当归　赤芍　川芎　生地黄　柴胡　甘草　枳壳
桔梗　牛膝

④复元活血汤（《医学发明》）
方歌：**复元活血花柴草，桃红山甲归军好。**
组成：瓜蒌根（天花粉）　柴胡　甘草　桃仁　红花　穿山甲[*]　当归
大黄

⑤一贯煎（《柳洲医话》）
方歌：**滋阴疏肝一贯煎，沙麦归地枸杞川。**
组成：北沙参　麦冬　当归　生地黄　枸杞　川楝子

＊ 注：穿山甲被列入《国家重点保护野生动物》，属一级保护动物，现已取消入药。

黄 疸

一、阳黄

热重于湿茵陈蒿[①]，湿重于热茵五[②]甘[③]，
胆腑郁热大柴胡[④]，疫毒炽盛犀地[⑤]添。

①茵陈蒿汤（《伤寒论》）
方歌：**茵陈蒿汤治阳黄，栀子大黄组成方。**
组成：茵陈　栀子　大黄
②茵陈五苓散（《金匮要略》）
方歌：**《金匮》茵陈五苓散，猪茯泽术桂枝选。**
组成：茵陈　猪苓　茯苓　泽泻　白术　桂枝
③甘露消毒丹（《医效秘传》）
方歌：**甘露消毒丹，藿蒲芩射干，白蔻通贝母，茵滑翘薄专。**
组成：藿香　石菖蒲　黄芩　射干　白蔻　木通　川贝母　茵陈　滑石
连翘　薄荷
④大柴胡汤（《伤寒论》）
方歌：**大柴胡枳军，芍半姜枣芩。**
组成：柴胡　枳实　大黄　白芍　半夏　生姜　大枣　黄芩
⑤犀角地黄汤（《备急千金要方》）
方歌：**犀角地黄汤，芍药丹皮裹。**
组成：犀角（水牛角代）　生地黄　芍药　丹皮

二、阴黄

寒湿阻遏茵术附[①]，脾湿黄芪建中[②]助。

①茵陈术附汤（《医学心悟》）
方歌：**茵陈术附汤，肉桂草干姜。**
组成：茵陈　白术　制附子　肉桂　炙甘草　干姜
②黄芪建中汤（《金匮要略》）
方歌：**《金匮》黄芪建中汤，饴糖桂芍草枣姜。**
组成：黄芪　饴糖　桂枝　芍药　炙甘草　大枣　生姜

三、黄疸后期

湿热留恋茵四苓①，肝脾不调理气运，
柴胡疏肝②归六君③，气滞血瘀逍④鳖⑤成。

①茵陈四苓散（《杏苑生春》）

方歌：**《杏苑》茵陈四苓散，猪茯泽术栀子选。**

组成：茵陈　猪苓　茯苓　泽泻　白术　栀子

②柴胡疏肝散（《证治准绳》）

方歌：**柴胡疏肝散四逆，香附川芎陈皮宜。**

组成：柴胡　芍药　枳壳　炙甘草　香附　川芎　陈皮

③归芍六君子汤（《笔花医镜》）

方歌：**归芍六君子汤方，参苓术草半陈裹。**

组成：当归　白芍　人参　茯苓　白术　炙甘草　半夏　陈皮

④逍遥散（《太平惠民和剂局方》）

方歌：**逍遥散中柴归芍，炮姜薄荷苓术草。**

组成：柴胡　当归　白芍　炮姜　薄荷　茯苓　白术　甘草

⑤鳖甲煎丸（《金匮要略》）——中成药

方歌：**鳖甲土鳖阿乌扇，鼠妇柴苓房参半，韦瞿姜桃厚葶硝，蜣螂葳桂芍大丹。**

组成：鳖甲　土鳖虫（䗪虫）　阿胶　乌扇　鼠妇虫　柴胡　黄芩　蜂房
人参　半夏　石韦　瞿麦　干姜　桃仁　厚朴　葶苈子　赤硝　蜣螂　紫葳
桂枝　芍药　大黄　丹皮

附：萎黄

久病大病气血亏，人参养荣①建中②随。

①人参养荣汤（《太平惠民和剂局方》）

方歌：**人参养荣味陈远，十全大补川芎免。**

组成：人参　五味子　陈皮　远志　茯苓　白术　炙甘草　当归　白芍
熟地黄　黄芪　肉桂

②黄芪建中汤（《金匮要略》）

方歌：**《金匮》黄芪建中汤，饴糖桂芍草枣姜。**

组成：黄芪　饴糖　桂枝　芍药　炙甘草　大枣　生姜

积　聚

一、聚证

肝郁气滞逍遥散①，食滞痰阻六磨②管。

①逍遥散（《太平惠民和剂局方》）

方歌：**逍遥散中柴归芍，炮姜薄荷苓术草。**

组成：柴胡　当归　芍药　炮姜　薄荷　茯苓　白术　甘草

②六磨汤（《世医得效方》）

方歌：**《世医得效》六磨汤，沉木乌大枳槟榔。**

组成：沉香　木香　乌药　大黄　枳壳　槟榔

二、积证

气滞血阻柴胡①失②，瘀血内积膈下③移，

正虚瘀阻补消用，益气消癥八珍④宜。

①柴胡疏肝散（《证治准绳》）

方歌：**柴胡疏肝散四逆，香附川芎陈皮宜。**

组成：柴胡　芍药　枳壳　炙甘草　香附　川芎　陈皮

②失笑散（《证类本草》）

方歌：**化瘀通络失笑散，蒲黄灵脂定痛选。**

组成：蒲黄　五灵脂

③膈下逐瘀汤（《医林改错》）

方歌：**膈下逐瘀胡索，灵脂丹皮枳壳，桃红四物去地，香附甘草乌药。**

组成：延胡索　五灵脂　丹皮　枳壳　桃仁　红花　当归　赤芍*　川芎

香附　甘草　乌药

＊ 注：四物汤中为白芍，本方中为赤芍。

④八珍汤（《瑞竹堂经验方》）

方歌：**气血双补八珍汤，四君四物合成方。**

组成：人参　茯苓　白术　炙甘草　当归　白芍　川芎　熟地黄

鼓　胀

鼓胀气滞湿阻证，柴胡疏肝①合胃苓②，

湿热蕴结清热利，中满分消③合茵陈④，

水湿困脾实脾⑤饮，肝脾血瘀用调营⑥，

脾肾阳虚附子理⑦，阴虚六味⑧一贯⑨行。

①柴胡疏肝散（《证治准绳》）

方歌：**柴胡疏肝散四逆，香附川芎陈皮宜。**

组成：柴胡　芍药　枳壳　炙甘草　香附　川芎　陈皮

②胃苓汤（《丹溪心法》）

方歌：**《丹溪心法》胃苓汤，平胃散和五苓襄。**

组成：陈皮　厚朴　苍术　甘草　生姜　大枣　猪苓　茯苓　泽泻　白术
官桂

③中满分消丸（《兰室秘藏》）

方歌：**中满分消，枳朴连苓，六君二姜，知砂四苓。**

组成：枳实　厚朴　黄连　黄芩　陈皮　半夏　人参　茯苓　白术　炙
甘草　姜黄　干姜　知母　砂仁　猪苓　泽泻

④茵陈蒿汤（《伤寒论》）

方歌：**茵陈蒿汤治阳黄，栀子大黄组成方。**

组成：茵陈　栀子　大黄

⑤实脾散（《济生方》）

方歌：**实脾四逆，槟朴木香，木瓜草果，苓术枣姜。**

组成：附子　干姜　甘草　大腹子（槟榔）　厚朴　木香　木瓜　草果仁
白茯苓　白术　大枣　生姜

［注］四逆汤：附子　干姜　甘草

⑥调营饮（《证治准绳》）

方歌：**调营归芎赤莪瞿，槟葶玄军苓桑皮，芷细官桂炙甘草，陈皮腹皮**

姜枣宜。

组成：当归　川芎　赤芍　莪术　瞿麦　槟榔　葶苈子　延胡索（玄胡）大黄　赤茯苓　桑白皮　白芷　细辛　官桂　炙甘草　陈皮　大腹皮　生姜大枣

⑦附子理苓汤（《内经拾遗》）

方歌：《拾遗》附子理苓汤，附子理中五苓囊。

组成：附子　干姜　人参　甘草　猪苓　茯苓　泽泻　白术　桂枝

［注］附子理中汤：附子理中汤，参术姜草囊。

组成：附子　干姜　人参　白术　甘草

五苓散：《伤寒论》中五苓散，猪茯泽术桂枝选。

组成：猪苓　茯苓　泽泻　白术　桂枝

⑧六味地黄丸（《小儿药证直诀》）

方歌：《直诀》六味地黄丸，地萸山和泽茯丹。

组成：熟地黄　山茱萸　山药　泽泻　茯苓　丹皮

⑨一贯煎（《续名医类案》）

方歌：滋阴疏肝一贯煎，沙麦归地枸杞川。

组成：北沙参　麦冬　当归　生地黄　枸杞　川楝子

附：变证

一、黄疸

热壅湿遏胆汁溢，甘露消毒丹[1]方宜。

①甘露消毒丹（《医效秘传》）

方歌：甘露消毒丹，藿蒲芩射干，白蔻通贝母，茵滑翘薄专。

组成：藿香　石菖蒲　黄芩　射干　白蔻　木通　川贝母　茵陈　滑石连翘　薄荷

二、出血

瘀热互结热迫溢，犀角地黄[1]鹤三七，

气随血脱阳气微，大剂独参[2]加山萸。

①犀角地黄汤（《备急千金要方》）

方歌：**犀角地黄汤，芍药丹皮襄。**

组成：犀角（水牛角代） 生地黄 芍药 丹皮

②独参汤（《景岳全书》）

方歌：**《景岳》独参汤，人参构成方。**

组成：人参

三、神昏

邪热内陷蒙心窍，安宫牛黄①清营②效，

痰浊偏盛至宝丹③，热动肝风紫雪④疗，

昏迷加深气阴耗，生脉⑤参附龙牡⑥要。

①安宫牛黄丸——中成药

②清营汤（《温病条辨》）

方歌：**清营增液犀角连，银翘竹心丹参全。**

组成：生地黄 玄参 麦冬 犀牛角（水牛角代） 黄连 金银花 连翘 竹叶心 丹参

③至宝丹——中成药

④紫雪丹——中成药

⑤生脉散（饮）（《医学启源》）

方歌：**《启源》生脉散，参麦五味选。**

组成：人参 麦冬 五味子

⑥参附龙牡汤（验方）

方歌：**参附龙牡汤，生姜大枣襄。**

组成：人参 炮附子 龙骨 牡蛎 生姜 大枣

瘿 病

气郁痰阻四海舒①，痰瘀海藻玉壶②服，

肝火清肝消瘿结，栀子清肝③消瘰④除，

心肝阴虚滋阴降，天王补心⑤一贯⑥助。

①四海舒郁丸（《疡医大全》）

方歌：**四海舒郁丸，陈昆木香全。**

组成：蛤壳　海带　海藻　海螵蛸（乌贼骨）　陈皮　昆布　青木香

②海藻玉壶汤（《外科正宗》）

方歌：**海藻当归昆带草，半陈芎贝青独翘。**

组成：海藻　当归　昆布　海带　甘草　半夏　陈皮　川芎　贝母　青皮　独活　连翘

③栀子清肝汤（《类证治裁》）

方歌：**栀子清肝牛芎宜，丹栀逍遥薄术去。**

组成：牛蒡子　川芎　丹皮　栀子　柴胡　白芍　当归　茯苓　甘草

［注］丹栀逍遥丸：丹栀逍遥丸，逍遥丹栀全。

　　　　组成：丹皮　栀子　柴胡　白芍　当归　茯苓　白术　薄荷　炮姜
　　　　　　　甘草

④消瘰丸（《医学心悟》）

方歌：**消瘰丸，牡贝玄。**

组成：牡蛎　浙贝母　玄参

⑤天王补心丹（《校注妇人良方》）

方歌：**归地二冬酸柏远，三参苓桔味为丸。**（朱砂包衣）

组成：当归　生地黄　麦冬　天冬　酸枣仁　柏子仁　远志　丹参　玄参　人参　茯苓　桔梗　五味子　朱砂

⑥一贯煎（《医洲医话》）

方歌：**滋阴疏肝一贯煎，沙麦归地枸杞川。**

组成：北沙参　麦冬　当归　生地黄　枸杞　川楝子

疟　疾

正疟柴截①七宝饮②，温疟白虎加桂③请，
或用白虎人参汤④，寒疟柴桂⑤七宝②进，
瘅疟热瘴清瘴汤⑥，冷瘴不换正气⑦灵，
劳疟益养扶正祛，何人饮⑧方治劳行。

①柴胡截疟饮（《医宗金鉴》）

方歌：**柴胡截疟饮小柴（汤），常山槟榔梅桃来。**

组成：柴胡　黄芩　甘草　人参　半夏　生姜　大枣　常山　槟榔　乌梅　桃仁

[注] 小柴胡汤：小柴胡芩草，人参半姜枣。

　　　组成：柴胡　黄芩　甘草　人参　半夏　生姜　大枣

②截疟七宝饮（《医方考》）

方歌：**截疟七宝饮草果，槟朴青陈常甘乐。**

组成：草果　槟榔　厚朴　青皮　陈皮　常山　炙甘草

③白虎加桂枝汤（《金匮要略》）

方歌：**《伤寒》白虎加桂汤，石知甘粳桂枝襄。**

组成：知母　石膏　粳米　甘草　桂枝

④白虎加人参汤（《伤寒论》）

方歌：**《伤寒》白虎人参汤，石知甘粳人参襄。**

组成：知母　石膏　粳米　甘草　人参

⑤柴胡桂枝干姜汤（《伤寒论》）

方歌：**柴胡桂枝干姜汤，蒌根芩牡甘草强。**

组成：柴胡　桂枝　干姜　瓜蒌根　黄芩　牡蛎　炙甘草

⑥清瘴汤（验方）

方歌：**验方清瘴汤，芩连益元襄，蒿柴常知芩，半陈竹枳尝。**

组成：黄芩　黄连　滑石　甘草　辰砂（朱砂）　灯心草　青蒿　柴胡　常山　知母　茯苓　半夏　陈皮　竹茹　枳实

[注] 益元散：滑石　甘草　辰砂（朱砂）　灯心草

⑦加味不换金正气散（验方）

方歌：**藿佩平胃不换金，半果槟菖荷叶宁。**

组成：藿香　佩兰　陈皮　厚朴　苍术　甘草　半夏　草果　槟榔　石菖蒲　荷叶

[注] 平胃散：《和剂局方》平胃散，陈厚苍甘姜枣选。

　　　组成：陈皮　厚朴　苍术　甘草　生姜　大枣

⑧何人饮（《景岳全书》）

方歌：**《景岳全书》何人饮，何人归姜陈皮请。**

组成：何首乌　人参　当归　煨姜　陈皮

肾系病证

水 肿

一、阳水

风水越婢加术①治，湿毒麻翘②五消③愈，

水湿五皮④合胃苓⑤，湿热壅盛疏凿⑥利。

①越婢加术汤（《金匮要略》）

方歌：《金匮》越婢加术汤，麻石草枣与生姜。

组成：白术　麻黄　石膏　甘草　大枣　生姜

②麻黄连翘赤小豆汤（《伤寒论》）

方歌：麻黄连翘小豆汤，杏仁桑皮草枣姜。

组成：麻黄　连翘　赤小豆　杏仁　桑白皮　甘草　大枣　生姜

③五味消毒饮（《医宗金鉴》）

方歌：五味消毒紫地丁，银菊天葵蒲公英。

组成：紫花地丁　金银花　野菊花　紫背天葵　蒲公英

④五皮饮（《三因极一病证方论》）

方歌：五皮饮用五般皮，陈茯姜桑大腹齐。

组成：陈皮　茯苓皮　生姜皮　桑白皮　大腹皮

⑤胃苓汤（《丹溪心法》）

方歌：《丹溪心法》胃苓汤，平胃散和五苓裹。

组成：陈皮　厚朴　苍术　甘草　生姜　大枣　猪苓　茯苓　泽泻　白术
官桂

⑥疏凿饮子（《济生方》）

方歌：疏凿商陆，苓通大腹，羌活泽槟，豆姜艽目。

组成：商陆　茯苓皮　木通　大腹皮　羌活　泽泻　槟榔　赤小豆　生姜
秦艽　椒目（蜀椒）

二、阴水

脾阳亏虚实脾①饮，肾阳衰微济生②真③，

瘀水互结活血祛，桃红四物④合五苓⑤。

①实脾散（《济生方》）

方歌：**实脾四逆，槟朴木香，木瓜草果，苓术枣姜。**

组成：附子　甘草　干姜　大腹子（槟榔）　厚朴　木香　木瓜　草果仁　茯苓　白术　大枣　生姜

②济生肾气丸（《济生方》中写作"加味肾气丸"）

方歌：**济生肾气丸，肾气车膝全。**

组成：官桂　附子　熟地黄　山茱萸　山药　泽泻　茯苓　丹皮　车前子　川牛膝

[注] 金匮肾气丸：《金匮要略》肾气丸，桂附六味地黄全。

　　　　组成：桂枝*　附子　干地黄　山茱萸　山药　泽泻　茯苓　丹皮

③真武汤（《伤寒论》）

方歌：**《伤寒》真武汤，苓芍附术姜。**

组成：茯苓　白芍　炮附子　白术　生姜

④桃红四物汤（《医宗金鉴》）

方歌：**桃红四物汤，地归芍芎襄。**

组成：桃仁　红花　熟地黄　当归　白芍　川芎

⑤五苓散（《伤寒论》）

方歌：**《伤寒论》中五苓散，猪茯泽术桂枝选。**

组成：猪苓　茯苓　泽泻　白术　桂枝

淋　证

热淋清利八正①立，石淋排石石韦②急，

血淋小蓟③气淋沉④，膏淋分清⑤劳无比⑥。

---

* 注：《济生方》的加味肾气丸中应用的是"官桂"（肉桂）而非桂枝。

①八正散（《太平惠民和剂局方》）

方歌：**八正车木瞿萹蓄，滑甘栀大灯心利。**

组成：车前子　木通　瞿麦　萹蓄　滑石　栀子　甘草　大黄　灯心草

②石韦散（《外台秘要》）

方歌：**《外台秘要》石韦散，滑石瞿麦葵车前。**

组成：石韦　滑石　瞿麦　冬葵子　车前子

③小蓟饮子（《济生方》）

方歌：**小蓟饮子栀蒲黄，滑藕当归导赤良。**

组成：小蓟　栀子　炒蒲黄　滑石　藕节　当归　生地黄　竹叶　甘草　木通

［注］导赤散：《药证直诀》导赤散，生地木通竹草选。

　　　组成：生地黄　木通　甘草　竹叶

④沉香散（《金匮翼》）

方歌：**沉香散内王不归，韦滑陈芍草冬葵。**

组成：沉香　王不留行　当归　石韦　滑石　陈皮　白芍　甘草　冬葵子

⑤程氏萆薢分清饮（《医学心悟》）

方歌：**程氏萆薢分清饮，菖柏莲丹术车苓。**

组成：萆薢　石菖蒲　黄柏　莲子心　丹参　白术　车前子　茯苓

⑥无比山药丸（《太平惠民和剂局方》）

方歌：**无比三补巴脂菟，茯神泽苁膝味杜。**

组成：熟地黄　山茱萸　山药　巴戟天　赤石脂　菟丝子　茯神　泽泻　肉苁蓉　牛膝　五味子　杜仲

附：尿浊

湿热下注分清饮①，脾虚气陷补中②行，

肾虚不固脂下漏，阴虚知柏③阳茸④请。

①程氏萆薢分清饮（《医学心悟》）

方歌：**程氏萆薢分清饮，菖柏莲丹术车苓。**

组成：萆薢　石菖蒲　黄柏　莲子心　丹参　白术　车前子　茯苓

②补中益气汤（《内外伤辨惑论》）

方歌：**补中参芪术草益，升柴当归和陈皮。**

组成：人参　黄芪　白术　炙甘草　升麻　柴胡　当归身　陈皮

③知柏地黄丸（《医宗金鉴》）

方歌：**《金鉴》知柏地黄丸，六味地黄知柏全。**

组成：知母　黄柏　熟地黄　山茱萸　山药　泽泻　茯苓　丹皮

④鹿茸补涩丸（《杂病源流犀烛》）

方歌：**鹿茸补涩丸，参芪菟丝莲，桂附龙桑皮，蛸苓味脂痊。**

组成：鹿茸　人参　黄芪　菟丝子　莲子　肉桂　附子　龙骨　桑白皮
桑螵蛸　茯苓　五味子　补骨脂

癃　闭

癃闭湿热八正①立，肺热壅盛清肺②利，

肝郁气滞沉香散③，浊瘀代抵当丸④祛，

脾气不升春⑤中益⑥，肾阳衰惫济肾气⑦，

肾阴亏耗化无源，猪苓汤⑧合六味地⑨。

①八正散（《太平惠民和剂局方》）

方歌：**八正车木瞿萹蓄，滑甘栀大灯心利。**

组成：车前子　木通　瞿麦　萹蓄　滑石　甘草　栀子　大黄　灯心草

②清肺饮（《证治汇补》）

方歌：**清肺桑麦苓，栀子车木芩。**

组成：桑白皮　麦冬　茯苓　栀子　车前子　木通　黄芩

③沉香散（《金匮翼》）

方歌：**沉香散内王不归，韦滑陈芍草冬葵。**

组成：沉香　王不留行　当归　石韦　滑石　陈皮　白芍　甘草　冬
葵子

④代抵当丸（《证治准绳》）

方歌：**代抵当丸生地桂，桃仁山甲大芒归。**

组成：生地黄　肉桂　桃仁　炮山甲　大黄　芒硝　当归尾

⑤春泽汤（《证治要诀类方》）

方歌：**《要诀》春泽汤，五苓人参帮。**

组成：人参　猪苓　茯苓　泽泻　白术　桂枝

[注] 五苓散：《伤寒论》中五苓散，猪茯泽术桂枝选。

　　　组成：猪苓　茯苓　泽泻　白术　桂枝

⑥补中益气汤（《内外伤辨惑论》）

方歌：**补中参芪术草益，升柴当归和陈皮。**

组成：人参　黄芪　白术　炙甘草　升麻　柴胡　当归身　陈皮

⑦济生肾气丸（《济生方》）

方歌：**济生肾气丸，肾气车膝全。**

组成：肉桂　附子　熟地黄　山茱萸　山药　泽泻　茯苓　丹皮　车前子
牛膝

⑧猪苓汤（《伤寒论》）

方歌：**猪苓茯苓，泽胶滑行。**

组成：猪苓　茯苓　泽泻　阿胶　滑石

⑨六味地黄丸（《小儿药证直诀》）

方歌：**《直诀》六味地黄丸，地萸山和泽茯丹。**

组成：熟地黄　山茱萸　山药　泽泻　茯苓　丹皮

附：关格

脾肾阳虚湿内蕴，温脾汤[①]合吴萸[②]正，
肝肾阴虚风内动，杞菊地黄[③]羚钩藤[④]，
肾气衰微邪陷心，急用参附[⑤]苏合[⑥]灵。

①温脾汤（《备急千金要方》）

方歌：**温脾汤四逆，参归硝黄宜。**

组成：附子　干姜　甘草　人参　大黄　当归　芒硝

[注] 四逆汤：附子　干姜　甘草

②吴茱萸汤（《伤寒论》）

方歌：**吴茱萸汤，人参枣姜。**

组成：吴茱萸　人参　大枣　生姜

③杞菊地黄丸（《医级》）

方歌：**《医级》杞菊地黄丸，六味地黄杞菊全。**

组成：熟地黄　山茱萸　山药　泽泻　茯苓　丹皮　枸杞　菊花

④羚角钩藤汤（《通俗伤寒论》）

方歌：**羚角钩藤，桑菊茯神，生地芍草，竹茹贝好。**

组成：羚羊角（山羊角代）　钩藤　桑叶　菊花　茯神　生地黄　白芍
甘草　鲜竹茹　川贝母

⑤参附汤（《济生方》）

方歌：**《济生》参附汤，人参附子姜。**

组成：人参　炮附子　生姜

⑥苏合香丸——中成药

阳　痿

命门火衰赞育丹①，心脾亏虚归脾②先，
肝郁气滞柴胡疏③，惊恐伤肾娱心丹④，
湿热下注龙胆泻⑤，阴虚合用知柏丸⑥。

①赞育丹（《景岳全书》）

方歌：**赞育桂附床，术韭归地尝，枸羊巴仙杜，萸肉苁蓉上。**

组成：肉桂　附子　蛇床子　白术　韭菜子　当归　熟地黄　枸杞
淫羊藿　巴戟天　仙茅　杜仲　山茱萸　肉苁蓉（或加人参、鹿茸）

②归脾汤（《正体类要》）

方歌：**归脾参芪术神草，龙酸木归远姜枣。**

组成：人参　黄芪　白术　茯神　炙甘草　龙眼肉　酸枣仁　木香　当归
远志　生姜　大枣

③柴胡疏肝散（《证治准绳》）

方歌：**柴胡疏肝散四逆，香附川芎陈皮宜。**

组成：柴胡　芍药　枳壳　炙甘草　香附　川芎　陈皮

④启阳娱心丹（《辨证录》）

方歌：**启阳娱心参远枣，柴归芍术茯神草，菖蒲橘红菟丝子，山药砂仁
神曲疗。**

组成：人参　远志　酸枣仁　柴胡　当归　白芍　白术　茯神　甘草　石菖蒲　橘红　菟丝子　山药　砂仁　神曲

⑤龙胆泻肝汤（《医方集解》）

方歌：龙芩栀泽与木通，车归柴草生地用。

组成：龙胆草　黄芩　栀子　泽泻　木通　车前子　当归　柴胡　生甘草　生地黄

⑥知柏地黄丸（《医宗金鉴》）

方歌：《金鉴》知柏地黄丸，六味地黄知柏全。

组成：熟地黄　山茱萸　山药　泽泻　茯苓　丹皮　知母　黄柏

遗　精

火旺封髓①合清心②，湿热程氏分清饮③，

劳伤心脾妙香散④，肾气不固锁固精⑤。

①三才封髓丹（《医学发明》）

方歌：三才封髓天地人，黄柏甘草合砂仁。

组成：天冬　熟地黄　人参　黄柏　甘草　砂仁

②黄连清心饮（《内经拾遗》）

方歌：黄连清心归地草，远志茯神莲人枣。

组成：黄连　当归　生地黄　甘草　远志　茯神　莲子　人参　酸枣仁

③程氏萆薢分清饮（《医学心悟》）

方歌：程氏萆薢分清饮，菖柏莲丹术车苓。

组成：萆薢　石菖蒲　黄柏　莲子心　丹参　白术　车前子　茯苓

④妙香散（《太平惠民和剂局方》）

方歌：妙香朱木山麝妙，芪远神桔参苓草。

组成：朱砂　木香　山药　麝香　黄芪　远志　茯神　桔梗　人参　茯苓　甘草

⑤金锁固精丸（《医方集解》）

方歌：《集解》金锁固精丸，沙苑龙牡芡须莲。

组成：沙苑子　煅龙骨　煅牡蛎　芡实　莲须　莲子

附：早泄

相火妄动知柏地①，肾气不固匮肾气②，
心脾亏损归脾汤③，湿热龙胆④效更奇。

①知柏地黄丸（《医宗金鉴》）

方歌：《金鉴》知柏地黄丸，六味地黄知柏全。

组成：熟地黄　山茱萸　山药　泽泻　茯苓　丹皮　知母　黄柏

②金匮肾气丸（《金匮要略》）

方歌：《金匮要略》肾气丸，六味地黄桂附全。

组成：干地黄　山茱萸　山药　泽泻　茯苓　丹皮　桂枝　附子

③归脾汤（《正体类要》）

方歌：归脾参芪术神草，龙酸木归远姜枣。

组成：人参　黄芪　白术　茯神　甘草　龙眼肉　酸枣仁　木香　当归
远志　生姜　大枣

④龙胆泻肝汤（《医方集解》）

方歌：龙芩栀泽与木通，车归柴草生地用。

组成：龙胆草　黄芩　栀子　泽泻　木通　车前子　当归　柴胡　生甘草
生地黄

气血津液病证

郁 证

郁证气郁柴胡疏^①，郁火丹栀逍遥^②除，

痰郁半夏厚朴汤^③，心神失养甘麦^④助，

心脾两虚用归脾^⑤，心肾六味^⑥天王补^⑦。

①柴胡疏肝散（《证治准绳》）

方歌：**柴胡疏肝散四逆，香附川芎陈皮宜。**

组成：柴胡　芍药　枳壳　炙甘草　香附　川芎　陈皮

②丹栀逍遥散（《内科摘要》中名为"加味逍遥散"）

方歌：**丹栀逍遥散，逍遥丹栀全。**

组成：柴胡　当归　芍药　茯苓　白术　炮姜　薄荷　甘草　丹皮

栀子

③半夏厚朴汤（《金匮要略》）

方歌：**半夏厚朴汤，紫苏苓生姜。**

组成：半夏　厚朴　紫苏　茯苓　生姜

④甘麦大枣汤（《金匮要略》）

方歌：**甘麦大枣汤，方名组成方。**

组成：甘草　小麦　大枣

⑤归脾汤（《正体类要》）

方歌：**归脾参芪术神草，龙酸木归远姜枣。**

组成：人参　黄芪　白术　茯神　炙甘草　龙眼肉　酸枣仁　木香　当归

远志　生姜　大枣

⑥六味地黄丸（《小儿药证直诀》）

方歌：**《直诀》六味地黄丸，地黄山和泽茯丹。**

组成：熟地黄　山茱萸　山药　泽泻　茯苓　丹皮

⑦天王补心丹（《校注妇人良方》）

方歌：**归地二冬酸柏远，三参苓桔味为丸。**（朱砂包衣）

组成：当归　生地黄　天冬　麦冬　酸枣仁　柏子仁　远志　人参　玄参　丹参　茯苓　桔梗　五味子　朱砂

血　证

一、鼻衄

鼻衄热邪桑菊饮①，胃热炽盛玉女②请，

肝火上炎龙胆泻③，气血亏虚归脾④顶。

①桑菊饮（《温病条辨》）

方歌：风热咳嗽桑菊杏，翘薄桔甘芦根应。

组成：桑叶　菊花　杏仁　连翘　薄荷　桔梗　甘草　芦根

②玉女煎（《景岳全书》）

方歌：《景岳全书》玉女煎，石地知麦牛膝添。

组成：生石膏　熟地黄　知母　麦冬　牛膝

③龙胆泻肝汤（《医方集解》）

方歌：龙芩栀泽与木通，车归柴草生地用。

组成：龙胆草　黄芩　栀子　泽泻　木通　车前子　当归　柴胡　生甘草　生地黄

④归脾汤（《正体类要》）

方歌：归脾参芪术神草，龙酸木归远姜枣。

组成：人参　黄芪　白术　茯神　炙甘草　龙眼肉　酸枣仁　木香　当归　远志　生姜　大枣

二、齿衄

胃火清胃①合泻心②，虚火六味③合茜根④。

①加味清胃散（《校注妇人良方》）

方歌：加味清胃翘犀草，连地归升丹皮好。

组成：连翘　犀牛角（水牛角代）　甘草　黄连　生地黄　当归　升麻　丹皮

②泻心汤（《金匮要略》）

方歌：**《金匮》泻心汤，芩连大黄裹。**

组成：黄芩　黄连　大黄

③六味地黄丸（《小儿药证直诀》）

方歌：**《直诀》六味地黄丸，地萸山和泽茯丹。**

组成：熟地黄　山茱萸　山药　泽泻　茯苓　丹皮

④茜根散（《济生方》）

方歌：**茜根生地侧柏叶，阿胶黄芩甘草协。**

组成：茜根　生地黄　侧柏叶　阿胶　黄芩　甘草

三、咳血

燥热伤肺桑杏汤①，肝火泻白②黛蛤③帮，

阴虚肺热百合固④，合用十灰⑤止血强。

①桑杏汤（《温病条辨》）

方歌：**桑杏汤是温燥方，沙贝栀豉梨皮良。**

组成：桑叶　杏仁　沙参　贝母　栀子　淡豆豉　梨皮

②泻白散（《小儿药证直诀》）

方歌：**泻白散中有粳米，甘草桑白地骨皮。**

组成：粳米　甘草　桑白皮　地骨皮

③黛蛤散（《医说》）

方歌：**《医说》黛蛤散，青黛蛤粉选。**

组成：青黛　海蛤粉（蛤壳）

④百合固金汤（《慎斋遗书》）

方歌：**百合固金二地贝，玄麦甘桔白芍归。**

组成：百合　生地黄　熟地黄　贝母　玄参　麦冬　甘草　桔梗　白芍
当归

⑤十灰散（《十药神书》）

方歌：**十灰散荷侧二蓟，茅茜棕丹军山栀。**

组成：荷叶　侧柏炭　小蓟　大蓟　白茅根　茜草根　棕榈皮　丹皮
大黄　山栀（栀子）

四、吐血

胃热泻心^①合十灰^②，肝火犯胃龙胆^③随，

气虚血溢归脾汤^④，气随血脱独参^⑤回。

①泻心汤（《金匮要略》）

方歌：**《金匮》泻心汤，芩连大黄襄。**

组成：黄芩　黄连　大黄

②十灰散（《十药神书》）

方歌：**十灰散荷侧二蓟，茅茜棕丹军山栀。**

组成：荷叶　侧柏叶　小蓟　大蓟　白茅根　茜草根　棕榈皮　丹皮　大黄　山栀（栀子）

③龙胆泻肝汤（《医方集解》）

方歌：**龙芩栀泽与木通，车归柴草生地用。**

组成：龙胆草　黄芩　栀子　泽泻　木通　车前子　当归　柴胡　生甘草　生地黄

④归脾汤（《正体类要》）

方歌：**归脾参芪术神草，龙酸木归远姜枣。**

组成：人参　黄芪　白术　茯神　炙甘草　龙眼肉　酸枣仁　木香　当归　远志　生姜　大枣

⑤独参汤（《景岳全书》）

方歌：**《景岳》独参汤，人参构成方。**

组成：人参

五、便血

湿热地榆^①槐角丸^②，热灼胃络血溢现，

泻心汤^③合十灰散^④，气虚不摄归脾^⑤痊，

脾胃虚寒黄土汤^⑥，三七花蕊乌及选。

①地榆散（《太平圣惠方》）

方歌：**地榆散犀角，茜栀连芩疗。**

组成：地榆　犀角（水牛角代）　茜草根　栀子　黄连　黄芩

②槐角丸（《丹溪心法》）

方歌：**槐角防榆归，黄芩枳壳随。**

组成：槐角　防风　地榆　当归　黄芩　枳壳

③泻心汤（《金匮要略》）

方歌：**《金匮》泻心汤，芩连大黄襄。**

组成：黄芩　黄连　大黄

④十灰散（《十药神书》）

方歌：**十灰散荷侧二蓟，茅茜棕丹军山栀。**

组成：荷叶　侧柏叶　小蓟　大蓟　白茅根　茜草根　棕榈皮　丹皮　大黄　山栀（栀子）

⑤归脾汤（《正体类要》）

方歌：**归脾参芪术神草，龙酸木归远姜枣。**

组成：人参　黄芪　白术　茯神　炙甘草　龙眼肉　酸枣仁　木香　当归　远志　生姜　大枣

⑥黄土汤（《金匮要略》）

方歌：**黄土地附草，阿胶术芩好。**

组成：灶心黄土（赤石脂代）　干地黄　附子　甘草　阿胶　白术　黄芩

六、尿血

下焦湿热小蓟饮①，肾虚火旺知柏②请，

脾不统血归脾汤③，肾气不固无比④宁。

①小蓟饮子（《济生方》）

方歌：**小蓟饮子栀蒲黄，滑藕当归导赤良。**

组成：小蓟　栀子　炒蒲黄　滑石　藕节　当归　生地黄　竹叶　甘草　木通

②知柏地黄丸（《医宗金鉴》）

方歌：**《金鉴》知柏地黄丸，六味地黄知柏全。**

组成：知母　黄柏　熟地黄　山茱萸　山药　泽泻　茯苓　丹皮

③归脾汤（《正体类要》）

方歌：**归脾参芪术神草，龙酸木归远姜枣。**

组成：人参　黄芪　白术　茯神　炙甘草　龙眼肉　酸枣仁　木香　当归

远志　生姜　大枣

④无比山药丸（《太平惠民和剂局方》）

方歌：**无比三补巴脂菟，茯神泽苁膝味杜。**

组成：熟地黄　山茱萸　山药　巴戟天　赤石脂　菟丝子　茯神　泽泻　肉苁蓉　牛膝　五味子　杜仲

七、紫斑

血热犀地①十灰散②，阴虚火旺茜根③选，

气不摄血归脾汤④，兼肾气虚菟萸断⑤。

①犀角地黄汤（《备急千金要方》）

方歌：**犀角地黄汤，芍药丹皮襄。**

组成：犀角（水牛角代）　生地黄　芍药　丹皮

②十灰散（《十药神书》）

方歌：**十灰散荷侧二蓟，茅茜棕丹军山栀。**

组成：荷叶　侧柏叶　小蓟　大蓟　白茅根　茜草根　棕榈皮　丹皮　大黄　山栀（栀子）

③茜根散（《正体类要》）

方歌：**茜根生地侧柏叶，阿胶黄芩甘草协。**

组成：茜根　生地黄　侧柏叶　阿胶　黄芩　炙甘草

④归脾汤（《正体类要》）

方歌：**归脾参芪术神草，龙酸木归远姜枣。**

组成：人参　黄芪　白术　茯神　炙甘草　龙眼肉　酸枣仁　木香　当归　远志　生姜　大枣

⑤气不摄血兼肾气不足：用归脾汤加山茱萸、菟丝子、续断。

痰　饮

一、痰饮——饮停胃肠

脾阳虚弱苓桂术①，小半夏加茯苓②合，

饮留胃肠甘遂半③，或者己椒苈黄④逐。

①苓桂术甘汤（《金匮要略》）

方歌：**苓桂术甘汤，方名组成方。**

组成：茯苓　桂枝　白术　甘草

②小半夏加茯苓汤（《金匮要略》）

方歌：**小半夏加茯苓汤，半夏茯苓与生姜。**

组成：半夏　茯苓　生姜

③甘遂半夏汤（《金匮要略》）

方歌：**甘遂半夏汤，芍药甘草裹。**

组成：甘遂　半夏　芍药　甘草

④己椒苈黄丸（《金匮要略》）

方歌：**《金匮》己椒苈黄丸，己椒葶苈大黄痊。**

组成：防己　蜀椒　葶苈子　大黄

二、悬饮——饮停胸协

邪犯胸肺柴枳夏①，饮停胸胁肺受压，

椒目瓜蒌②合十枣③，或合控涎④把饮化，

络气不和香附旋⑤，阴虚沙麦⑥泻白⑦纳。

①柴枳半夏汤（《医学入门》）

方歌：**柴枳半夏汤蒌芩，青皮甘草桔杏仁。**

组成：柴胡　枳壳　半夏　瓜蒌仁　黄芩　青皮　甘草　桔梗　杏仁

②椒目瓜蒌汤（《医醇賸义》）

方歌：**椒目瓜蒌汤，半陈茯苓裹，苏葶桑白皮，蒺藜和生姜。**

组成：川椒目（蜀椒）　瓜蒌仁　半夏　橘红（陈皮）　茯苓　苏子　葶苈子　桑白皮　蒺藜　生姜

③十枣汤（《伤寒论》）

方歌：**《伤寒》十枣汤，遂芫大戟裹。**

组成：大枣　甘遂　芫花　大戟

④控涎丹（《三因极一病证方论》）

方歌：**《三因方论》控涎丹，甘遂大戟芥姜添。**

组成：甘遂　大戟　白芥子　生姜

⑤香附旋覆花汤（《温病条辨》）

方歌：**香附旋覆花汤好，苏子半陈茯苡疗。**

组成：香附　旋覆花　苏子霜　半夏　陈皮　茯苓　薏苡仁

⑥沙参麦冬汤（《温病条辨》）

方歌：**《条辨》沙参麦冬汤，花粉扁豆玉草桑。**

组成：沙参　麦冬　天花粉　白扁豆　玉竹　甘草　桑叶

⑦泻白散（《小儿药证直诀》）

方歌：**泻白散中有粳米，甘草桑白地骨皮。**

组成：粳米　炙甘草　桑白皮　地骨皮

三、溢饮——饮溢四肢肌肉

溢饮流溢四肢肉，表寒里饮小龙①**纠。**

①小青龙汤（《伤寒论》）

方歌：**小青龙汤麻桂芍，姜辛味半和甘草。**

组成：麻黄　桂枝　芍药　干姜　细辛　五味子　半夏　甘草

四、支饮——饮停胸肺

寒饮伏肺宣肺化，小青龙汤①**加减法，**

脾肾阳虚匮肾气②**，苓桂术甘**③**加减搭。**

①小青龙汤（《伤寒论》）

方歌：**小青龙汤麻桂芍，姜辛味半和甘草。**

组成：麻黄　桂枝　芍药　干姜　细辛　五味子　半夏　甘草

②金匮肾气丸（《金匮要略》）

方歌：**《金匮要略》肾气丸，六味地黄桂附全。**

组成：干地黄　山茱萸　山药　泽泻　茯苓　丹皮　桂枝　附子

③苓桂术甘汤（《金匮要略》）

方歌：**苓桂术甘汤，方名组成方。**

组成：茯苓　桂枝　白术　甘草

消 渴

一、上消

上消肺热津液伤，葛根芩连消渴方①。

①消渴方（《丹溪心法》）
方歌：**消渴花粉黄连姜，藕乳地汁蜂蜜襄。**
组成：天花粉　黄连末　生姜汁　藕汁　人乳汁　生地黄汁　蜂蜜

二、中消

中消胃热玉女煎①，气阴七味白术散②。

①玉女煎（《景岳全书》）
方歌：**《景岳全书》玉女煎，石地知麦牛膝添。**
组成：生石膏　熟地黄　知母　麦冬　牛膝
②七味白术散（《小儿药证直诀》）
方歌：**《直诀》七味白术散，四君二香葛根选。**
组成：人参　茯苓　白术　甘草　木香　藿香　葛根

三、下消

下消阴虚六味地①，阴阳两虚匮肾气②。

①六味地黄丸（《小儿药证直诀》）
方歌：**《直诀》六味地黄丸，地黄山和泽茯丹。**
组成：熟地黄　山茱萸　山药　泽泻　茯苓　丹皮
②金匮肾气丸（《金匮要略》）
方歌：**《金匮要略》肾气丸，六味地黄桂附全。**
组成：干地黄　山茱萸　山药　泽泻　茯苓　丹皮　桂枝　附子

汗 证

肺卫不固益气固，玉屏风散①汗止住，

心血不足归脾汤②，火旺当归六黄③护，

邪热郁蒸清热化，龙胆泻肝④四妙⑤除。

①玉屏风散（《究原方》）

方歌：《究原方》中玉屏风，黄芪白术防风同。

组成：黄芪　白术　防风

②归脾汤（《正体类要》）

方歌：归脾参芪术神草，龙酸木归远姜枣。

组成：人参　黄芪　白术　茯神　炙甘草　龙眼肉　酸枣仁　木香　当归
远志　生姜　大枣

③当归六黄汤（《兰室秘藏》）

方歌：《秘藏》当归六黄汤，二地芩连芪柏当。

组成：当归　生地黄　熟地黄　黄芩　黄连　黄芪　黄柏

④龙胆泻肝汤（《医方集解》）

方歌：龙芩栀泽与木通，车归柴草生地用。

组成：龙胆草　黄芩　栀子　泽泻　木通　车前子　当归　柴胡　生甘草
生地黄

⑤四妙丸（《成方便读》）

方歌：《成方便读》四妙丸，苍术黄柏牛苡选。

组成：苍术　黄柏　牛膝　薏苡仁

内伤发热

内伤发热分七型，阴虚内热清骨①宁，

血虚发热归脾汤②，气虚益气补中③行，

阳虚金匮肾气丸④，气郁理气丹逍⑤平，

痰湿温胆连⑥中和⑦，血瘀血府逐瘀⑧成。

①清骨散（《证治准绳》）

方歌：清骨银柴胡连蒿，地骨鳖甲艽知草。

组成：银柴胡　胡黄连　青蒿　地骨皮　鳖甲　秦艽　知母　甘草

②归脾汤（《正体类要》）

方歌：**归脾参芪术神草，龙酸木归远姜枣。**

组成：人参　黄芪　白术　茯神　炙甘草　龙眼肉　酸枣仁　木香　当归　远志　生姜　大枣

③补中益气汤（《内外伤辨惑论》）

方歌：**补中参芪术草益，升柴当归和陈皮。**

组成：人参　黄芪　白术　炙甘草　升麻　柴胡　当归身　陈皮

④金匮肾气丸（《金匮要略》）

方歌：**《金匮要略》肾气丸，六味地黄桂附全。**

组成：干地黄　山茱萸　山药　泽泻　茯苓　丹皮　桂枝　附子

⑤丹栀逍遥丸（《内科摘要》）

方歌：**丹栀逍遥丸，逍遥丹栀全。**

组成：柴胡　当归　白芍　茯苓　白术　生姜　薄荷　甘草　丹皮　栀子

⑥黄连温胆汤（《六因条辨》）

方歌：**《六因》黄连温胆汤，二陈竹枳大枣姜。**

组成：黄连　半夏　陈皮　茯苓　甘草　竹茹　枳实　大枣　生姜

⑦中和汤（《丹溪心法》）

方歌：**《丹溪》中和汤，香附芩半苍。**

组成：香附　黄芩　半夏　苍术

⑧血府逐瘀汤（《医林改错》）

方歌：**血府逐瘀桃红四，柴草枳桔与牛膝。**

组成：桃仁　红花　当归　赤芍　川芎　生地黄　柴胡　甘草　枳壳　桔梗　牛膝

厥　证

一、气厥

实证通关①五磨饮②，虚证补气回阳醒，
急用生脉③参附④注，醒后四味回阳饮⑤。

①通关散（《中国药典》）

方歌：**《中国药典》通关散，鹅不食草牙辛见。**

组成：鹅不食草　猪牙皂　细辛

②五磨饮子（《医便》）

方歌：**五磨饮子沉木乌，枳实槟榔白酒属。**

组成：沉香　木香　乌药　枳实　槟榔　白酒

③生脉散（饮）（《医学启源》）

方歌：**《启源》生脉散，参麦五味选。**

组成：人参　麦冬　五味子

④参附汤（《济生方》）

方歌：**《济生》参附汤，人参附子姜。**

组成：人参　炮附子　生姜

⑤四味回阳饮（《景岳全书》）

方歌：**四味回阳饮，参附姜草请。**

组成：人参　制附子　炮姜　炙甘草

二、血厥

实证通瘀①羚钩藤②，虚证独参③后养荣④。

①通瘀煎（《景岳全书》）

方歌：**通瘀归泽楂，乌青香香花。**

组成：当归尾　泽泻　山楂　乌药　青皮　香附　木香　红花

②羚角钩藤汤（《通俗伤寒论》）

方歌：**羚角钩藤，桑菊茯神，生地芍草，竹茹贝好。**

组成：羚羊角（山羊角代）　钩藤　桑叶　菊花　茯神　生地黄　白芍　甘草　竹茹　川贝母

③独参汤（《景岳全书》）

方歌：**《景岳》独参汤，人参构成方。**

组成：人参

④人参养荣汤（《太平惠民和剂局方》）

方歌：**人参养荣味陈远，十全大补川芎兔。**

组成：五味子　陈皮　远志　人参　茯苓　白术　炙甘草　当归　白芍　熟地黄　黄芪　肉桂

三、痰厥

肝郁肺痹痰气升，行气豁痰导痰①宁。

①导痰汤（《校注妇人良方》）

方歌：《妇人良方》导痰汤，温胆去竹加南姜。

组成：半夏　陈皮　茯苓　甘草　枳实　胆南星　生姜

四、食厥

食填中脘气逆作，盐汤探吐神①保和②。

①神术散（《医学心悟》）

方歌：《医学心悟》神术散，藿砂陈厚苍甘选。

组成：藿香　砂仁　陈皮　厚朴　苍术　甘草

②保和丸（《丹溪心法》）

方歌：保和山楂神曲妙，二陈草去莱菔子翘。

组成：山楂　神曲　半夏　陈皮　茯苓　莱菔子　连翘

虚　劳

一、气虚

肺气虚证补肺汤①，心气虚证七福②良，

脾虚加味四君子③，肾虚大补元煎④尝。

①补肺汤（《永类钤方》）

方歌：补肺五味与参芪，熟地紫菀配桑皮。

组成：五味子　人参　黄芪　熟地黄　紫菀　桑白皮

②七福饮（《景岳全书》）

方歌：七福参术草，熟归远志枣。

组成：人参　炒白术　炙甘草　熟地黄　当归　远志　酸枣仁

③加味四君子汤（《三因极一病证方论》）

方歌：加味四君子，黄芪扁豆宜。

组成：人参　茯苓　白术　甘草　黄芪　白扁豆

④大补元煎（《景岳全书》）

方歌：**大补元煎三补，枸草人参归杜。**

组成：熟地黄　山茱萸　炒山药　枸杞　炙甘草　人参　当归　杜仲

二、血虚

心血亏虚养心汤①，肝血虚证四物②扬。

①养心汤（《证治准绳》）

方歌：**养心芪苓，芎归半神，酸柏远味，肉草人参。**

组成：黄芪　茯苓　川芎　当归　半夏曲　茯神　酸枣仁　柏子仁　远志　五味子　肉桂　炙甘草　人参

②四物汤（《仙授理伤续断秘方》）

方歌：**《仙授》四物汤，地归芍芎囊。**

组成：熟地黄　当归　白芍　川芎

三、阴虚

肺阴虚证沙参麦①，心阴虚证天王②得，

脾胃阴虚益胃汤③，肝阴虚用补肝④协，

肾阴虚证精不足，滋补肾阴左丸⑤列。

①沙参麦冬汤（《温病条辨》）
方歌：**《条辨》沙参麦冬汤，花粉扁豆玉草桑。**

组成：沙参　麦冬　天花粉　白扁豆　玉竹　甘草　桑叶

②天王补心丹（《校注妇人良方》）
方歌：**归地二冬酸柏远，三参苓桔味为丸。（朱砂包衣）**

组成：当归　生地黄　天冬　麦冬　酸枣仁　柏子仁　远志　人参　玄参　丹参　茯苓　桔梗　五味子　朱砂

③益胃汤（《温病条辨》）
方歌：**《温病条辨》益胃汤，沙麦玉地和冰糖。**

组成：沙参　麦冬　玉竹　生地黄　冰糖

④补肝汤（《医宗金鉴》）

方歌：**补肝四物好，木瓜酸甘草。**

组成：当归　白芍　熟地黄　川芎　木瓜　酸枣仁　炙甘草

⑤左归丸（《景岳全书》）

方歌：**左丸三补枸菟丝，龟胶鹿胶川牛膝。**

组成：熟地黄　山茱萸　山药　枸杞　菟丝子　龟甲胶　鹿角胶　川牛膝

四、阳虚

心阳虚证保元汤①，脾阳附子理中②帮，

肾阳亏虚失温煦，温补肾阳右丸③匡。

①保元汤（《博爱心鉴》）

方歌：**《心鉴》保元汤，参芪桂草姜。**

组成：人参　黄芪　肉桂　甘草　生姜

②附子理中汤（丸）（《太平惠民和剂局方》）

方歌：**附子理中汤，参术姜草裹。**

组成：附子　人参　白术　干姜　甘草

③右归丸（《景岳全书》）

方歌：**右丸三补鹿胶附，枸肉菟丝与归杜。**

组成：熟地黄　山茱萸　山药　鹿角胶　制附子　枸杞　肉桂　菟丝子　当归　杜仲

肥　胖

肥胖胃热有火郁，白虎①小承②加减合，

痰湿导痰③合四苓④，气郁血瘀血府逐⑤，

脾虚不运利水健，防己黄芪⑥参苓术⑦，

脾肾阳虚温阳化，苓桂术甘⑧真武⑨拨。

①白虎汤（《伤寒论》）

方歌：**《伤寒》白虎汤，石知甘粳裹。**

组成：知母　生石膏　甘草　粳米

②小承气汤（《伤寒论》）

方歌：**小承气汤，枳朴黄襄。**

组成：枳实　厚朴　大黄

③导痰汤（《校注妇人良方》）

方歌：**《妇人良方》导痰汤，温胆去竹加南姜。**

组成：半夏　陈皮　茯苓　甘草　枳实　生姜　胆南星

④四苓散（《丹溪心法》）

方歌：**《丹溪》四苓散，猪茯泽术选。**

组成：猪苓　茯苓　泽泻　白术

⑤血府逐瘀汤（《医林改错》）

方歌：**血府逐瘀桃红四，柴草枳桔与牛膝。**

组成：桃仁　红花　当归　赤芍　川芎　生地黄　柴胡　甘草　枳壳　桔梗　牛膝

⑥防己黄芪汤（《金匮要略》）

方歌：**防己黄芪草，白术生姜枣。**

组成：防己　黄芪　甘草　白术　生姜　大枣

⑦参苓白术散（《太平惠民和剂局方》）

方歌：**参苓白术散甘草，扁山莲桔苡砂枣。**

组成：人参　茯苓　白术　甘草　白扁豆　山药　莲子　桔梗　薏苡仁　砂仁　大枣

⑧苓桂术甘汤（《金匮要略》）

方歌：**苓桂术甘汤，方名组成方。**

组成：茯苓　桂枝　白术　甘草

⑨真武汤（《伤寒论》）

方歌：**《伤寒》真武汤，苓芍附术姜。**

组成：茯苓　芍药　炮附子　白术　生姜

癌　病

气郁痰瘀越①化积②，热毒犀地③犀黄④灭，

湿热龙胆⑤合五消⑥，瘀毒内阻血府⑦捷，

气阴两虚生脉地⑧，气血两虚十全⑨协。

①越鞠丸（《丹溪心法》）

方歌：**越鞠香附曲，苍芎栀子宜。**

组成：香附　神曲　苍术　川芎　栀子

②化积丸（《杂病源流犀烛》）

方歌：**化积棱莪魏浮香，槟苏瓦楞灵雄黄。**

组成：三棱　莪术　阿魏　海浮石　香附　槟榔　苏木　瓦楞子　五灵脂　雄黄

③犀角地黄汤（《备急千金要方》）

方歌：**犀角地黄汤，芍药丹皮裹。**

组成：犀角（水牛角代）　生地黄　芍药　丹皮

④犀黄丸（《外科证治全生集》）

方歌：**《外科全生》犀黄丸，牛麝乳没黄米饭。**

组成：牛黄（犀黄）　麝香　乳香　没药　黄米饭

⑤龙胆泻肝汤（《医方集解》）

方歌：**龙芩栀泽与木通，车归柴草生地用。**

组成：龙胆草　黄芩　栀子　泽泻　木通　车前子　当归　柴胡　生甘草　生地黄

⑥五味消毒饮（《医宗金鉴》）

方歌：**五味消毒紫地丁，银菊天葵蒲公英。**

组成：紫花地丁　金银花　野菊花　紫背天葵　蒲公英

⑦血府逐瘀汤（《医林改错》）

方歌：**血府逐瘀桃红四，柴草枳桔与牛膝。**

组成：桃仁　红花　当归　赤芍　川芎　生地黄　柴胡　甘草　枳壳　桔梗　牛膝

⑧生脉地黄汤（《医宗金鉴》）

方歌：**《金鉴》生脉地黄汤，生脉六味地黄裹。**

组成：人参　麦冬　五味子　熟地黄　山茱萸　山药　泽泻　茯苓　丹皮

⑨十全大补汤（《太平惠民和剂局方》）

方歌：**十全大补汤，芪桂八珍裹。**

组成：黄芪　肉桂　人参　茯苓　白术　炙甘草　熟地黄　当归　川芎　白芍

肢体经络病证

痹　证

风寒湿痹蠲痹汤[①]，风湿热痹宣痹[②]方，

白虎加桂[③]加减配，寒热错杂温清良，

桂枝芍药知母[④]除，痰瘀痹阻双合汤[⑤]，

气血虚痹益养和，黄芪桂枝五物上[⑥]，

肝肾虚痹补肝肾，独活寄生[⑦]加减强。

①蠲痹汤（《医学心悟》）

方歌：**蠲痹二活海艽桂，归芎二香桑草对。**

组成：羌活　独活　海风藤　秦艽　桂心　当归　川芎　乳香　木香
桑枝　炙甘草

②宣痹汤（《温病条辨》）

方歌：**宣痹杏滑苡，翘栀半防己，蚕沙赤小豆，姜黄海桐皮。**

组成：杏仁　滑石　薏苡仁　连翘　栀子　半夏　防己　蚕沙　赤小豆
姜黄　海桐皮

③白虎加桂枝汤（《金匮要略》）

方歌：**白虎加桂汤，石知甘粳裹。**

组成：石膏　知母　甘草　粳米　桂枝

④桂枝芍药知母汤（《金匮要略》）

方歌：**桂枝芍药知母汤，麻附术防草生姜。**

组成：桂枝　芍药　知母　麻黄　炮附子　白术　防风　炙甘草　生姜

⑤双合汤（《万病回春》）

方歌：**双合汤中桃红四，二陈白芥竹沥宜。**

组成：桃仁　红花　当归　生地黄＊　川芎　白芍　法半夏　陈皮　茯苓
甘草　白芥子　竹沥

＊　注：四物汤中为熟地黄，本方中为生地黄。

⑥黄芪桂枝五物汤（《金匮要略》）

方歌：**黄芪桂枝五物汤，白芍大枣与生姜。**

组成：黄芪　桂枝　白芍　大枣　生姜

⑦独活寄生汤（《备急千金要方》）

方歌：**独活寄生，去术八珍，艽防细辛，杜牛桂心。**

组成：独活　桑寄生　当归　干地黄　川芎　芍药　人参　茯苓　甘草　秦艽　防风　细辛　杜仲　牛膝　桂心

痉　证

邪壅经络羌活胜[①]，肝经热盛羚钩藤[②]，

心营热盛清营汤[③]，阳明白虎[④]增液承[⑤]，

瘀血内阻通窍活[⑥]，痰浊阻滞导痰[⑦]行，

阴血亏虚滋阴血，四物[⑧]大定风珠[⑨]进。

①羌活胜湿汤（《内外伤辨惑论》）

方歌：**羌活胜湿汤独芎，甘蔓藁本与防风。**

组成：羌活　独活　川芎　甘草　蔓荆子　藁本　防风

②羚角钩藤汤（《通俗伤寒论》）

方歌：**羚角钩藤，桑菊茯神，生地芍草，竹茹贝好。**

组成：羚羊角（山羊角代）　钩藤　桑叶　菊花　茯神　生地黄　白芍　生甘草　鲜竹茹　川贝母

③清营汤（《温病条辨》）

方歌：**清营增液犀角连，银翘竹心丹参全。**

组成：生地黄　玄参　麦冬　犀牛角（水牛角代）　黄连　金银花　连翘　竹叶心　丹参

④白虎汤（《伤寒论》）

方歌：**《伤寒》白虎汤，石知甘粳襄。**

组成：石膏　知母　甘草　粳米

⑤增液承气汤（《温病条辨》）

方歌：**增液承气汤，硝黄增液襄。**

组成：芒硝　大黄　玄参　麦冬　生地黄

⑥通窍活血汤（《医林改错》）

方歌：**通窍活血桃红芎，赤酒麝香枣姜葱。**

组成：桃仁　红花　川芎　赤芍　黄酒　麝香　大枣　鲜姜　老葱

⑦导痰汤（《校注妇人良方》）

方歌：**《妇人良方》导痰汤，温胆去竹加南姜。**

组成：半夏　陈皮　茯苓　甘草　枳实　胆南星　生姜

⑧四物汤（《仙授理伤续断秘方》）

方歌：**《仙授》四物汤，地归芍芎襄。**

组成：熟地黄　当归　白芍　川芎

⑨大定风珠（《温病条辨》）

方歌：**大定风珠好，地芍阿麦草，麻仁鸡子黄，三甲五味良。**

组成：生地黄　白芍　阿胶　麦冬　炙甘草　火麻仁　鸡子黄　生龟甲
生鳖甲　生牡蛎　五味子

痿　证

肺热津伤清燥救[①]，湿热加味二妙[②]凑，

脾胃补中[③]参苓术[④]，肝肾亏损虎潜[⑤]留，

脉络瘀阻益气活，圣愈[⑥]补阳还五[⑦]秀。

①清燥救肺汤（《医门法律》）

方歌：**清燥救肺阿麦参，桑杏杷膏草麻仁。**

组成：阿胶　麦冬　人参　桑叶　杏仁　枇杷叶　石膏　甘草　胡麻仁

②加味二妙丸（《寿世保元》）

方歌：**加味二妙丸，牛归草防板。**

组成：苍术　黄柏　牛膝　当归尾　草薢　防己　龟板（龟甲）

③补中益气汤（《内外伤辨惑论》）

方歌：**补中参芪术草益，升柴当归和陈皮。**

组成：人参　黄芪　白术　炙甘草　升麻　柴胡　当归身　陈皮

④参苓白术散（《太平惠民和剂局方》）

方歌：**参苓白术散甘草，扁山莲桔苡砂枣。**

组成：人参　茯苓　白术　甘草　白扁豆　山药　莲子　桔梗　薏苡仁

砂仁　大枣

⑤虎潜丸（《丹溪心法》）

方歌：**虎潜龟熟，白芍虎骨，姜锁陈皮，黄柏知母。**

组成：龟甲　熟地黄　白芍　虎骨（狗骨代）　干姜　锁阳　陈皮　黄柏知母

⑥圣愈汤（《兰室秘藏》）

方歌：**《兰室秘藏》圣愈汤，参芪四物生地裹。**

组成：人参（亦可用党参）　黄芪　当归　川芎　熟地黄　白芍　生地黄

⑦补阳还五汤（《医林改错》）

方歌：**补阳还五地龙芪，桃红四物去熟地。**

组成：地龙　黄芪　桃仁　红花　当归尾　赤芍[*]　川芎

颤　证

风阳天钩①合镇肝②，痰热导痰③羚钩④选，

气血亏虚濡养筋，人参养荣汤⑤加减，

髓海不足填精髓，龟鹿二仙⑥定风⑦潜，

阳气虚衰补肾阳，温筋地黄饮子⑧煎。

①天麻钩藤饮（《杂病证治新义》）

方歌：**天钩石决杜膝寄，栀芩益交茯神宜。**

组成：天麻　钩藤　石决明　杜仲　怀牛膝　桑寄生　栀子　黄芩　益母草　夜交藤　茯神

②镇肝息风汤（《医学衷中参西录》中写作"镇肝熄风汤"）

方歌：**膝赭龙牡龟芍药，玄麦天楝茵甘草。**

组成：怀牛膝　生代赭石　生龙骨　生牡蛎　生龟甲　芍药　玄参　生麦芽　天冬　川楝子　茵陈　甘草

③导痰汤（《校注妇人良方》）

方歌：**《校注良方》导痰汤，温胆去竹加南姜。**

组成：半夏　陈皮　茯苓　甘草　枳实　胆南星　生姜

---

* 注：四物汤中为白芍，本方中为赤芍。

④羚角钩藤汤（《通俗伤寒论》）

方歌：**羚角钩藤，桑菊茯神，生地芍草，竹茹贝好。**

组成：羚羊角（山羊角代）　钩藤　桑叶　菊花　茯神　生地黄　白芍　生甘草　鲜竹茹　川贝母

⑤人参养荣汤（《太平惠民和剂局方》）

方歌：**人参养荣味陈远，十全大补川芎免。**

组成：人参　五味子　陈皮　远志　茯苓　白术　炙甘草　当归　白芍　熟地黄　黄芪　肉桂

⑥龟鹿二仙膏（《医便》）

方歌：**龟鹿二仙膏，人参枸杞调。**

组成：龟甲　鹿角　人参　枸杞

⑦大定风珠（《温病条辨》）

方歌：**大定风珠好，地芍阿麦草，麻仁鸡子黄，三甲五味良。**

组成：生地黄　白芍　阿胶　麦冬　炙甘草　火麻仁　鸡子黄　生龟甲　生鳖甲　生牡蛎　五味子

⑧地黄饮子（《黄帝素问宣明论方》）

方歌：**地黄饮桂附，巴萸味苁茯，斛麦石菖蒲，薄远姜枣入。**

组成：干地黄　官桂　炮附子　巴戟天　山茱萸　五味子　肉苁蓉　茯苓　石斛　麦冬　石菖蒲　薄荷　远志　生姜　大枣

腰　痛

寒湿甘姜苓术汤^①，湿热清利四妙^②方，

瘀血身痛逐瘀^③用，肾虚左丸^④右丸^⑤良。

①甘姜苓术汤（肾着汤）（《金匮要略》）

方歌：**甘姜苓术汤，方名组成方。**

组成：甘草　干姜　茯苓　白术

②四妙丸（《成方便读》）

方歌：**《成方便读》四妙丸，苍术黄柏牛苡选。**

组成：苍术　黄柏　牛膝　薏苡仁

③身痛逐瘀汤（《医林改错》）

方歌：**桃红归芎草羌活，五芄膝附龙没药。**

组成：桃仁　红花　当归　川芎　甘草　羌活　五灵脂　秦艽　牛膝　香附　地龙　没药

④左归丸（《景岳全书》）

方歌：**左丸三补枸菟丝，龟胶鹿胶川牛膝。**

组成：熟地黄　山茱萸　山药　枸杞　菟丝子　龟甲胶　鹿角胶　川牛膝

⑤右归丸（《景岳全书》）

方歌：**右丸三补鹿胶附，枸肉菟丝与归杜。**

组成：熟地黄　山茱萸　山药　鹿角胶　制附子　枸杞　肉桂　菟丝子　当归　杜仲

内科临床用药法要

一、肺系病证用药

（一）虚证

1. 肺气虚

病机以气虚无力、腠理不固为主。

治以补益肺气、益气固表为主。

常用补益肺气、益气固表药有人参、西洋参、太子参、党参、黄芪、白术、茯苓、南沙参、蛤蚧、紫河车、炙甘草、胡桃仁、黄精、山药之类。

2. 肺阴虚

病机以肺失清润肃降、虚热内生为主。

治以滋养肺阴、清降虚热为主。

常用滋养肺阴药有生地黄、天冬、麦冬、沙参、玉竹、天花粉、百合、百部、荸荠、川贝母、雪梨之类。

常用清虚热药有青蒿、鳖甲、胡黄连、银柴胡、白薇、秦艽、生地黄、知母、地骨皮之类。

［附］大肠液亏

病机以大肠燥结、腑气不通为主。

治以润肠通便为主。

常用润肠通便药有火麻仁、郁李仁、瓜蒌仁、蓖麻仁、桃仁、杏仁、柏子仁、芝麻、蜂蜜、猪脂之类。

（二）实证

1. 湿痰阻肺

病机以湿痰阻肺、阳气被遏为主。

治以除湿化痰为主。

常用除湿化痰药有苍术、白术、法半夏、陈皮、橘红、橘络、枳壳、瓜蒌皮、桔梗、薏苡仁、厚朴、天南星之类。

2. 肺中蓄水

病机以肺水饮内停、阻其升降之机为主。

治以泻肺祛饮为主，方如十枣汤、椒目瓜蒌汤。

常用泻肺祛饮药有葶苈子、甘遂、芫花、大戟、桑白皮、椒目、猪苓、茯苓、泽泻、车前子、冬瓜皮之类。

注：泻肺祛饮药可分为泻肺逐饮、攻逐水饮、利水导饮三类。

（1）泻肺逐饮药有葶苈子、桑白皮等。

（2）攻逐水饮药有甘遂、芫花、大戟等。

（3）利水导饮药有蜀椒、茯苓、猪苓、泽泻、车前子、冬瓜皮等。

加入大枣可以防止泻肺行水药损伤肺气，配合降气药，如苏子、杏仁、瓜蒌皮、枳壳之类服用，泻肺行水之力更强。

如用十枣汤峻下逐水，剂量应从小剂量递增，一般连服 3~5 日，必要时停两三日再服。应注意顾护胃气，如药后呕吐腹痛、腹泻过剧，宜减量或停服。

（三）寒证

1. 寒邪犯肺

病机以风寒束表犯肺、肺失宣降为主。

治以宣肺散寒为主。

常用宣肺散寒药有麻黄、桂枝、羌活、荆芥、防风、白芷、细辛、苏叶、生姜、葱白之类。

2. 凉燥

病机以秋燥初凉、燥邪偏寒、感凉燥之邪，使肺失清润宣降为主。

治以苦温平燥为主，方如杏苏散。

常用温而不燥、润而不凉的药物有苏叶、杏仁、荆芥、防风、前胡、紫菀、款冬花、百部、甘草之类。

3. 肺寒

病机以阳虚生寒、不能化水、痰饮内聚为主。

治以温肺气、温化痰饮为主。

常用温肺气、化痰饮之药有桂枝、紫苏、陈皮、法半夏、白芥子、杏仁、橘红、皂荚、天南星、干姜、细辛之类。

（四）热证

1. 风热犯肺

病机以风热壅遏、伤津炼痰为主。

治以辛凉解表、轻宣肺气为主。

常用辛凉解表、疏散风热的药物有金银花、连翘、桑叶、菊花、淡豆豉、薄荷、竹叶、蝉蜕、芦根、牛蒡子、桔梗之类。

2．温燥

病机以初秋炎热、燥邪偏热、燥热伤津、肺失润降为主。

治以清润平燥为主，轻证用桑杏汤，重证用清燥救肺汤。

常用清肺润燥的药物有桑叶、薄荷、淡豆豉、杏仁、前胡、牛蒡子、南沙参、浙贝母、天花粉、梨皮、芦根、麦冬、北沙参、生石膏、知母、炒栀子之类。

3．热邪壅肺（又称肺热证、肺火证）

病机以邪热壅肺、肺失宣肃为主。

治以清宣肺热、止咳平喘为主；如成肺痈则治以清热排脓为主，方如苇茎汤。

常用清肺热药有黄芩、生石膏、知母、桑白皮、地骨皮、前胡等。

常用清热化痰药有鲜竹沥、竹茹、天竺黄、贝母、海浮石、蛤壳、瓜蒌皮、炙枇杷叶、猴枣、前胡、冬瓜仁、桔梗之类。

［附］大肠湿热

病机以湿热壅滞大肠、大肠传导失职为主。

治以清利湿热、调其传导为主。

常用清利湿热药有白头翁、白芍、黄连、黄柏、秦皮、黄芩、马齿苋、车前子之类。

常用行气导滞药有木香、槟榔、枳实、莱菔子之类。

二、心系病证用药

（一）虚证

1．心气虚证

病机以气虚脉不充盈、血不上荣、神不收敛、汗不固摄为主。

治以补心气和止汗为主。

常用补心气药有人参、党参、白术、茯苓、茯神、黄芪、炙甘草、大枣、黄精之类。

常用止汗药有麻黄根、浮小麦、煅龙骨、煅牡蛎之类。

2．心阳虚证

病机以心阳亏虚、气血凝滞作痛为主。

治以温阳益气为主。

常用温阳益气药有桂枝、附子、人参、黄芪、炙甘草、淫羊藿、补骨脂、生姜之类。

心阳虚证进一步发展可出现危脱之证，属于心阳虚脱证者可用参附汤，温阳益气救脱，药用人参、附子等。

3．心阴虚证

病机以心阴亏虚、津失濡润、心阳上亢、虚火内扰为主。

治以滋养心阴、清心热为主。

常用滋心阴、清心热药有沙参、生地黄、白芍、天冬、麦冬、玉竹、丹参、玄参、阿胶、黄连之类。

4．心血虚证

病机以血虚失养为主。

治以养心血为主。

常用养心血药有生地黄、熟地黄、制首乌、鸡血藤、当归、丹参、枸杞、阿胶之类。

注：因气能生血，所以临床上补血药常与补气药同用。

5．心神不宁

病机以心阴血亏、心神失养、心神不安为主。

治以滋养阴血、安神定志为主。

常用滋心阴药，见"心阴虚证"条下。

常用养心血药，见"心血虚证"条下。

常用安神定志药有柏子仁、酸枣仁、远志、夜交藤、小麦、合欢皮、合欢花、龙骨、牡蛎、磁石、朱砂、珍珠、琥珀、生铁落之类。

注：以上药物可分为重镇安神、解郁安神、养心安神等类。

（1）重镇安神药。

①清心安神药有朱砂、珍珠、琥珀、生铁落等。

②平肝安神药有磁石、龙骨、牡蛎等。

（2）解郁安神药有合欢花、合欢皮等。

（3）养心安神药有酸枣仁、柏子仁、远志、夜交藤、小麦等。

（二）实证

1．痰阻心神

分为痰迷心窍和痰火扰心。

1）痰迷心窍

病机为痰浊属阴，阴主静，心窍为痰浊所阻闭，则神志为之昏蒙。

治以涤痰开窍为主，方如涤痰汤合苏合香丸。

2）痰火扰心

病机为火属阳，阳主动，痰火上扰清窍则神志为之狂乱。

治以清心豁痰为主，方如礞石滚痰丸逐痰泻火，用安宫牛黄丸清心开窍。

常用化痰药有制半夏、茯苓、生姜、橘红、瓜蒌、胆南星、贝母、礞石、竹沥、天竺黄、竹茹之类。

常用开心窍、醒神志之药有麝香、牛黄、郁金、猪牙皂、冰片、樟脑、石菖蒲、安息香之类。

常用清心火之药有黄连、栀子、黄芩、莲子心、竹叶心、水牛角、金银花、连翘、生地黄、玄参、麦冬之类。

注：在治疗痰阻心神，使用开窍法时，寒痰用温化开窍，热痰宜凉化开窍。

2. 心血瘀阻（多为心阳虚的继发证）

病机以瘀血凝阻气机为主。

治以通阳化瘀、活血逐瘀为主。

常用通阳化瘀药有附子、桂枝、肉桂、细辛、高良姜、薤白、当归尾、赤芍、川芎、丹参、三七、郁金、五灵脂、丹皮、蒲黄、乳香、没药、血竭之类。

常用活血逐瘀（破血）药有姜黄、三棱、莪术、皂角刺、䗪虫、虻虫、水蛭、桃仁、苏木、干漆之类。

（三）寒证（心寒证包括在心阳虚中）

病机以素体阳虚、阴寒凝滞、气血痹阻、心阳不振为主。

治以辛温散寒、宣通心阳为主。

常用辛温散寒药有制附子、制川乌、桂枝、干姜、高良姜、荜茇、细辛、蜀椒之类。

常用温阳益气药有人参、附子、桂枝、黄芪、炙甘草、淫羊藿、补骨脂、生姜之类。

（四）热证

心火亢盛

（1）病机以心火上炎、扰神伤津为主。

治以清泻心火，方如泻心汤。

（2）病机以心火下移小肠、伤络动血为主。

治以清心火、利水养阴为主，方如导赤散。

常用清心火药，见"痰火扰心"条下

常用养心阴药，见"心阴虚"条下。

常用利水药有木通、竹叶、车前子、茯苓之类。

［附］小肠病辨证

小肠病辨证又可分为小肠实热、小肠虚寒、小肠气痛三型。

（1）小肠实热，见"心火亢盛"条下"心火下移小肠"。

（2）小肠虚寒，见"脾阳虚"条下。

（3）小肠气痛，见"寒滞肝脉"条下。

三、脾胃系病证用药

（一）虚证

1．脾胃气虚

病机以脾胃气虚、运化失司为主。

治以益气、健脾、养胃为主。

常用益气、健脾、养胃药有人参、党参、黄芪、白术、山药、白扁豆、茯苓、薏苡仁、神曲、山楂、炒麦芽、炒鸡内金、炙甘草之类。

2．脾阳虚

病机以阳虚生寒、脾不行水为主。

治以温运中阳、温脾行水为主。

常用温运脾阳药有干姜、草果、白豆蔻、草豆蔻、小茴香、胡椒、法半夏、桂枝、吴茱萸、生姜、炮姜、高良姜、丁香、花椒之类。

常用温脾行水药，见"寒湿困脾"条下的温中化湿药。

3．脾气下陷

病机以中气下陷、清阳不升为主。

治以补中益气、升阳举陷为主。

常用补中益气药有人参、党参、黄芪、白术、山药、炙甘草之类。

升阳举陷药有柴胡、升麻之类。

4．脾不统血

病机以脾虚不能统血而致各种出血为主。

治以益气摄血为主。

常用益气摄血药有人参、党参、西洋参、黄芪、白术、茯苓、山药之类。

常用补血药有熟地黄、当归、白芍、阿胶、龙眼肉、枸杞、酸枣仁之类。

5. 胃阴不足

病机以津液不足、胃失润降为主。

治以滋养胃阴为主。

常用滋养胃阴药有石斛、玄参、麦冬、天花粉、葛根、梨汁、甘蔗汁、蜂蜜、牛乳酪、明沙参、芡实、莲子、百合、山药、藕汁、饴糖、粳米之类。

（二）实证

1. 脾胃气滞

病机以脾胃气滞、不能运化水谷为主。

治以醒脾气、行脾滞、降胃气，使脾胃之气的功能正常，才能运化输布水谷精微，以供全身组织器官的需要。

常用醒脾气药有藿香、佩兰、砂仁、白豆蔻、草豆蔻、红豆蔻、苏叶、石菖蒲、玫瑰花、绿萼梅之类。

常用行脾滞药有青皮、陈皮、木香、枳壳、香橼、佛手、乌药、青藤香、藿香梗、香附、檀香、炒白术之类。

常用降胃气药有半夏曲、厚朴、枳实、槟榔、莱菔子、柿蒂、沉香之类。

2. 寒湿困脾

病机以湿困脾阳、运化失司、升降失常、水湿停聚为主。

治以温中化湿为主。

常用温中化湿药有苍术、厚朴、陈皮、桂枝、白术、茯苓、白扁豆、薏苡仁、冬瓜仁、黄豆卷、生姜、大腹皮之类。

3. 脾胃湿热

病机以湿热蕴结、脾胃气滞为主。

治以清热化湿、行气消滞为主，方如甘露消毒丹。

常用清热化湿药有藿香、佩兰、石菖蒲、白豆蔻、黄芩、黄连、厚朴、茵陈、滑石、连翘之类。

注：清热化湿、行气消滞药也可参照"温中化湿药""清胃泻火药""醒脾气药""行脾滞药""降胃气药"诸条以及肝胆病辨证中"清肝胆湿热药"条下。

4. 食滞胃脘

病机以食滞胃脘、受纳失司为主。

治以消食导滞为主。

常用消食导滞药又分为消食积药、消酒积药、消肉积药三类。

（1）消食积药有谷芽、麦芽、鸡内金、莱菔子、神曲、阳春砂仁等。

（2）消酒积药有葛花、枳椇子等。

（3）消肉积药有山楂等。

5．脾胃虫积

病机以虫积腹中、吸食水谷、逆乱气机为主。

治以驱虫杀虫为主。

常用驱虫杀虫药有使君子、苦楝皮、芜荑、鹤虱、雷丸、榧子、乌梅、贯众、槟榔、南瓜子之类。

（三）寒证（胃寒证）

病机以寒伤胃阳，阳气被遏，水饮停聚为主。

治以温中散寒为主。

常用温中散寒药有干姜、生姜、炮姜、高良姜、草果、豆蔻仁、小茴香、胡椒、法半夏、桂枝、吴茱萸、花椒、丁香之类。

（四）热证（胃火证）

病机以胃热偏盛与情志郁火相并或邪热犯胃，过食辛热为主。

治以清胃泻火为主。

常用清胃泻火药有生石膏、知母、黄连、黄芩、栀子、大黄、芒硝、连翘、番泻叶之类。

四、肝胆系病证用药

（一）虚证

1．肝血不足

病机以血虚失养、虚风内生为主。

治以滋养肝血为主，兼以平肝息风。

常用养肝血药有生地黄、熟地黄、当归、白芍、枸杞、阿胶、桑椹、制首乌、鸡血藤、丹参之类。

常用补气药物有人参、党参、黄芪、白术之类。

常用平肝息风药物有刺蒺藜、珍珠母、天麻、钩藤之类。

2．肝阳上亢

病机以肝阴亏损、虚阳上亢为主。

治以滋阴平肝潜阳为主。

常用养肝阴药有生地黄、熟地黄、制首乌、女贞子、沙苑子、玉竹、龟甲、鳖甲、牡蛎、白芍之类。

常用平肝阳药有羚羊角（山羊角代）、钩藤、天麻、石决明、菊花、珍珠母、磁石、刺蒺藜、龙骨、牡蛎、代赭石、白芍之类。

3. 阳亢化风

病机以肝肾之阴过度亏耗、肝阳亢盛、生风夹痰为主。

治以育阴平肝息风、化痰开窍为主。

常用养肝阴（育肝阴）药，见"肝阳上亢"条下。

常用平肝息风药（息风止痉）有僵蚕、全蝎、蜈蚣、地龙、牛黄、琥珀、磁石、朱砂、羚羊角（山羊角代）、龙骨、牡蛎之类。

常用清肝热（火）药，见"肝火上炎"条下。

常用化痰开窍药有天竺黄、竹沥、胆南星、郁金、石菖蒲之类。

注：阳亢化风的病机，一般均合并出现夹痰蒙闭心窍的症状，故治法除使用"养肝阴""清肝热（火）""平肝阳""息肝风"的药物外，还应加入逐痰与开心窍的药物。

（二）实证

1. 肝气郁结

病机以肝气郁结、气机不畅、痰气搏结为主。

治以疏肝理气、消痰化瘰为主。

常用疏肝气药有青皮、香附、柴胡、枳壳、刺蒺藜、丹皮、川楝子、佛手、郁金、玫瑰花之类。

常用消痰化瘰药有昆布、带皮、海藻、贝母、夏枯草、牡蛎、瓦楞子、蛤壳之类。

2. 肝胆湿热

病机以湿热阻滞肝胆及其经络、木旺乘土为主。

治以清泄湿热、疏肝利胆为主。

常用清肝胆湿热药有茵陈、栀子、黄连、黄柏、金钱草、车前子、满天星、芦根、滑石、龙胆草之类。

常用疏肝气药，见"肝气郁结"条下。

常用清热解毒药有金银花、连翘、板蓝根、蒲公英、败酱草、紫花地丁、紫草、土茯苓、山慈菇、鱼腥草、漏芦、绿豆、马齿苋之类。

[附] 胆郁痰扰

病机以气郁生痰、痰热内扰、胃失和降为主。

治以理气化痰、清胆和胃，可用黄连温胆汤全方。

常用理气化痰药有法半夏、陈皮、茯苓、甘草等。

清胆胃之热，降胆胃之逆药有竹茹、枳实、黄连等。

配伍加减

（1）眩晕加药如白芍、代赭石、黄芩，以清热平肝，祛痰降逆。

（2）呕吐加药如苏叶（以配方中黄连）或白芍、代赭石止呕。

（3）不寐（不眠）加药如琥珀、酸枣仁、牡蛎，以祛痰，重镇安神。

（4）心悸加药如牡蛎、泽泻，以祛痰利水。

（5）嘈杂似饥加药如姜汁、炒黄连，以祛痰浊，清邪热。

（6）癫痫加药如姜汁、竹沥、皂角、白矾、郁金、石菖蒲，以涤痰开窍。

（7）耳聋加药如石菖蒲、麻黄、细辛，以祛痰开窍。

（三）寒证（寒滞肝脉）

病机以寒滞肝脉、阳气不布、筋脉拘急为主。

治以暖肝散寒为主。

常用暖肝药有吴茱萸、蜀椒、桂枝、附子、细辛、青皮、小茴香、荔枝核、木瓜之类。

（四）热证

1. 肝火上炎

病机以肝火上炎、灼伤津液及血络为主。

治以清肝泻火、凉血止血为主。

常用清肝热药有桑叶、菊花、薄荷、蝉蜕、木贼、夜明砂、栀子、青葙子、谷精草、密蒙花之类。

常用泻肝火药有龙胆草、黄芩、栀子、黄连、黄柏、大黄、夏枯草、芦荟、青黛、决明子之类。

常用清热凉血止血药有犀牛角（水牛角代）、生地黄、赤芍、丹皮、紫草、玄参、茜草、侧柏叶、藕节、白茅根、小蓟之类。

2. 热极生风

病机以邪热亢盛、燔灼心肝、伤津动风为主。

治以清心凉肝、养肝息风、开窍化痰为主。

可分别选用"清肝热（火）""清心热""养肝阴""息肝风""开心窍"

"逐痰热"等药物，组成方剂服用。方如羚角钩藤汤、安宫牛黄丸。

（1）清肝热（火）药有桑叶、菊花、薄荷、蝉蜕、木贼、夜明砂、栀子、青葙子、密蒙花、谷精草、龙胆草、黄芩、黄连、大黄、夏枯草、芦荟之类。

（2）清心热药有莲子心、黄连、生地黄、玄参、麦冬、栀子、金银花、连翘、甘草梢、水牛角粉、竹叶心之类。

（3）养肝阴药有生地黄、熟地黄、制首乌、女贞子、沙苑子、玉竹、龟甲、鳖甲、牡蛎、白芍、桑椹、墨旱莲之类。

（4）息肝风药有全蝎、蜈蚣、僵蚕、地龙、琥珀、磁石、朱砂、羚羊角（山羊角代）、钩藤、天麻、牛黄之类。

（5）开窍化痰药有牛黄、郁金、猪牙皂、苏合香、麝香、冰片、石菖蒲、天竺黄、竹茹、贝母之类。

五、肾系病证用药

虚证

1. 肾阳不足

病机以肾阳虚衰、寒自内生为主。

治以温补肾阳为主。

常用壮肾阳药有山茱萸、补骨脂、淫羊藿、仙茅、杭巴戟、益智仁、鹿角胶、金毛狗脊、续断、杜仲、紫河车、鹿茸之类。

常用温肾助阳药有沉香、艾叶、小茴香、肉桂、附子之类。

2. 肾虚水泛

病机以肾阳虚不能制水为主。

治以温阳行水为主。

温阳行水的治法是在上述壮肾阳药及温肾药的基础上，适当加入除湿利水药有茯苓、薏苡仁、猪苓、泽泻、冬瓜皮、车前子之类。方如真武汤、济生肾气丸等。

3. 肾气不固

病机以肾气不足、封藏固摄无权为主。

治以补肾固摄为主。

常用固肾气药有桑螵蛸、五味子、覆盆子、莲须、芡实、沙苑子、金樱子之类。

4. 肾阴亏虚

病机以肾阴亏虚、虚热内扰为主。

治以滋补肾阴、滋阴降火为主。

常用滋补肾阴药有生地黄、熟地黄、玄参、女贞子、墨旱莲、桑椹、制首乌、胡麻仁、桑寄生、枸杞、龟甲、龟甲胶、牡蛎、鳖甲、阿胶、楮实子、天冬之类。

常用降肾火药有知母、黄柏、地骨皮、寒水石之类。

5. 肾精不足

病机以肾精不足、不能生殖发育为主。

治以补益肾精为主。

可选用补肾阴药中血肉有情之品，佐以补阳药及大补气血的药物缓缓调治，如河车大造丸。

血肉有情之品有阿胶、龟甲、龟甲胶、牡蛎、紫河车、鳖甲之类。

常用补肾助阳药有仙茅、淫羊藿、骨碎补、益智仁、续断、冬虫夏草、肉苁蓉、巴戟天、补骨脂、鹿茸、鹿角胶之类。

常用补气药有人参、西洋参、党参、黄芪、白术之类。

常用补血药有熟地黄、当归、阿胶、制首乌、龙眼肉之类。

［附］膀胱湿热

病机以湿热蕴结膀胱为主。

治以清利膀胱湿热为主。

常用清利膀胱湿热药有车前子、泽泻、木通、滑石、石韦、瞿麦、萹蓄、海金沙、草薢、甘草梢、金钱草、灯心草之类。

六、祛风湿用药

（一）祛风湿散寒药

常用祛风湿散寒药有羌活、独活、防风、桂枝、麻黄、细辛、藁本、海风藤、松节、川芎、姜黄、川乌、附子、肉桂、秦艽、木瓜、蚕沙、苍术、老鹳草、徐长卿、威灵仙、寻骨风、伸筋草、路路通、白花蛇、乌梢蛇之类。

本类药物还可以根据祛风寒湿功能的偏重分为偏于祛风药、偏于散寒药、偏于除湿药。

1. 偏于祛风药

偏于祛风药有防风、藁本、海风藤、川芎、路路通、寻骨风、徐长卿、白花蛇、乌梢蛇等。

2．偏于散寒药

偏于散寒药有麻黄、附子、肉桂、桂枝、姜黄、细辛等。

3．偏于除湿药

偏于除湿药有羌活、独活、松节、苍术、木瓜、蚕沙、威灵仙、草薢、薏苡仁等。

（二）祛风湿散热药

常用祛风湿散热药有薏苡仁、桑枝、地龙、海桐皮、忍冬藤、络石藤、苍术、黄柏、秦艽、防己、白鲜皮、滑石、丝瓜络、草薢、木通、赤小豆、土茯苓、豨莶草之类。

本类药物还可根据祛风湿热功能的偏重分为祛风热偏盛药、除湿热偏盛药。

1．祛风热偏盛药

祛风热偏盛药有秦艽、桑枝、地龙、白鲜皮、忍冬藤、丝瓜络、络石藤等。

2．除湿热偏盛药

除湿热偏盛药有海桐皮、苍术、黄柏、草薢、防己、赤小豆、木通、土茯苓、滑石、豨莶草等。

（三）祛风湿顽痹药

常用祛风湿顽痹药有全蝎、蜈蚣、地龙、川乌、草乌、威灵仙、乳香、没药、雷公藤之类。

（四）祛风湿、补肝肾、强筋骨药

常用祛风湿、补肝肾、强筋骨药，主要有桑寄生、金毛狗脊、五加皮、千年健、雪莲花、鹿衔草之类。

七、癌病用药

癌病应辨证和辨病相结合进行治疗，按肿瘤性质和部位不同，选择适当的药物配伍。

1．肺癌

泽兰、石见穿、冬凌草、绞股蓝、干蟾皮、喜树、半枝莲、白花蛇舌草等。

2．肝癌

平地木、片姜黄、茵陈、田基黄、半枝莲、马钱子、白英、斑蝥等。

3. 喉癌

一枝黄花、山豆根、天葵等。

4. 鼻咽癌

山豆根、蛇六谷、石斛、麦冬、玄参、天花粉等。

5. 食管癌

威灵仙、急性子、旋覆花、代赭石、白花蛇舌草、冬凌草、山慈菇、半枝莲、菝葜等。

6. 胃癌

水红花子、凌霄花、藤梨根、白英、白花蛇舌草、喜树、蛇莓、龙葵等。

7. 胰腺癌

红花、赤芍、白花蛇舌草、天龙等。

8. 大肠癌

漏芦、马齿苋、硇砂、黄精、九节茶等。

9. 膀胱癌

龙葵、石韦、车前子、白茅根、白英、天葵等。

10. 乳癌

八月扎、王不留行、漏芦、白花蛇舌草、山慈菇、夏枯草、露蜂房、天葵、喜树、长春花等。

11. 宫颈癌

土茯苓、龙葵、莪术、农吉利、白英、蛇莓等。

12. 恶性淋巴瘤

长春花、天葵等。

13. 甲状腺癌

石上柏、蛇六谷等。

14. 白血病

长春花、喜树等。

15. 淋巴结转移瘤

黄药子、夏枯草等。

16. 癌性胸腹水

猪苓、泽泻等。

经过现代药理及临床研究筛选出一些具有抗肿瘤作用的中药，可以在辨证论治的基础上配伍使用，以提高疗效。如一些中晚期癌病患者，常伴有热性证候，治疗可选用清热解毒药，如白花蛇舌草、半边莲、半枝莲、藤梨根、龙葵、蚤休、蒲公英、野菊花、苦参、青黛之类。

癌病患者普遍存在瘀血兼证，治疗可选用活血化瘀药，如莪术、三棱、丹参、桃仁、鬼箭羽、大黄、紫草、延胡索、郁金之类。

癌病患者中有痰湿凝聚征象者，治疗可选用化痰散结类药，如瓜蒌、贝母、胆南星、半夏、杏仁、百部、蛤壳、牡蛎、海藻等；利水渗湿药，如猪苓、泽泻、防己、土茯苓、瞿麦、菝葜、萆薢之类。

在癌病的治疗过程中常用峻猛有毒的虫类药品以攻逐毒邪，如蟾皮、全蝎、蜈蚣、露蜂房、土鳖虫、蜣螂、守宫、斑蝥、水蛭之类。

注：在使用这类攻毒药品时，应根据中医理论，结合病者病情的轻重，体质的强弱掌握好服用剂量和使用时间，辨证选用，以更好地发挥抗癌作用。

中医妇科病证方药要诀

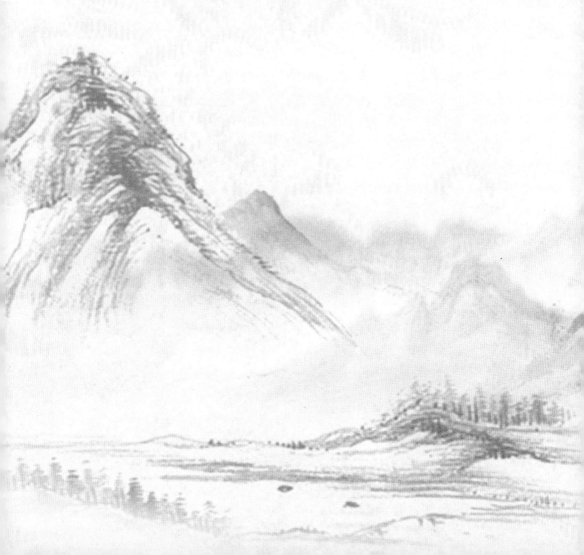

月经病

月经先期

先期脾虚补中益①，肾气虚证固阴②宜，

阴虚血热两地汤③，阳盛血热清经④利，

肝郁血热清肝郁，丹栀逍遥⑤热清祛。

①补中益气汤（《内外伤辨惑论》）

方歌：**补中参芪术草益，升柴当归和陈皮。**

组成：人参　黄芪　白术　炙甘草　升麻　柴胡　当归身　陈皮

②固阴煎（《景岳全书》）

方歌：**固阴远地药枣皮，人参炙草味菟丝。**

组成：远志　熟地黄　山药　山茱萸（枣皮）　人参　炙甘草　五味子
菟丝子

③两地汤（《傅青主女科》）

方歌：**《青主》两地汤，玄麦芍阿襄。**

组成：生地黄　地骨皮　玄参　麦冬　白芍　阿胶

④清经散（《傅青主女科》）

方歌：**清经两地芍丹皮，黄柏茯苓青蒿宜。**

组成：熟地黄　地骨皮　白芍　丹皮　黄柏　茯苓　青蒿

⑤丹栀逍遥散（《内科摘要》）

方歌：**丹栀逍遥散，逍遥丹栀全。**

组成：丹皮　栀子　柴胡　当归　白芍　白术　茯苓　甘草　炮姜　薄荷

月经后期

肾虚当归地黄饮①，血虚大补元煎②请，

虚寒《金匮》温经汤③，实寒《大全》温经④行，

气滞行滞乌药汤⑤，痰湿苍附导痰⑥宁。

①当归地黄饮（《景岳全书》）

方歌：**当归地黄饮甘草，山茱牛杜山药好。**

组成：当归　熟地黄　甘草　山茱萸　牛膝　杜仲　山药

②大补元煎（《景岳全书》）

方歌：**大补元煎三补，枸草人参归杜。**

组成：熟地黄　山药　山茱萸　枸杞　炙甘草　人参　当归　杜仲

③温经汤（《金匮要略》）

方歌：**《金匮》温经汤，归芍芎草姜，吴萸人参桂，丹麦半胶囊。**

组成：当归　白芍　川芎　甘草　生姜　吴茱萸　人参　桂枝　丹皮　麦冬　半夏　阿胶

④温经汤（《妇人大全良方》）

方歌：**《大全》温经膝归参，芎芍莪丹草桂心。**

组成：牛膝　当归　人参　川芎　白芍　莪术　丹皮　甘草　桂心

⑤乌药汤（《兰室秘藏》）

方歌：**《兰室秘藏》乌药汤，香附归草和木香。**

组成：乌药　香附　当归　甘草　木香

⑥苍附导痰汤（《叶氏女科证治》）

方歌：**苍附导痰枳姜曲，半陈茯甘南星宜。**

组成：苍术　香附　枳壳　生姜　神曲　半夏　陈皮　茯苓　甘草　胆南星

月经先后无定期

肝郁胁胀逍遥散①，肾虚补肾固阴煎②，
肝郁肾虚定经汤③，补肾疏肝功能显。

①逍遥散（《太平惠民和剂局方》）

方歌：**逍遥散中柴归芍，炮姜薄荷苓术草。**

组成：柴胡　当归　白芍　炮姜　薄荷　茯苓　白术　甘草

②固阴煎（《景岳全书》）

方歌：**固阴远地药枣皮，人参炙草味菟丝。**

组成：远志　熟地黄　山药　山茱萸（枣皮）　人参　炙甘草　五味子

菟丝子

③定经汤（《傅青主女科》）

方歌：**定经柴归芍熟地，山苓菟丝荆芥宜。**

组成：柴胡　当归　白芍　熟地黄　山药　茯苓　菟丝子　炒荆芥

月经过多

气虚量多稀色淡，补气升提举元煎[①]，

血热量多红质稠，地榆茜齿保阴煎[②]，

血瘀量多色黯块，失笑散[③]加益七茜。

①举元煎（《景岳全书》）

方歌：**举元煎参芪，升麻术草宜。**

组成：人参　黄芪　升麻　白术　炙甘草

②保阴煎（《景岳全书》）酌加炒地榆、茜草、马齿苋

方歌：**保阴二地芩柏药，续断甘草与白芍。**

组成：生地黄　熟地黄　黄芩　黄柏　山药　续断　甘草　白芍

③失笑散（《太平惠民和剂局方》）酌加三七、茜草、益母草

方歌：**化瘀通络失笑散，蒲黄灵脂定痛选。**

组成：生蒲黄　五灵脂

月经过少

经少血虚滋血汤[①]，肾虚补肾归肾[②]帮，

血瘀桃红四物[③]用，痰湿苍附导痰[④]强。

①滋血汤（《证治准绳》）

方歌：**《证治准绳》滋血汤，参芪四物山苓襄。**

组成：人参　黄芪　熟地黄　当归　白芍　川芎　山药　茯苓

②归肾丸（《景岳全书》）

方歌：**归肾六味去泽丹，菟杜枸杞当归添。**

组成：熟地黄　山茱萸　茯苓　山药　菟丝子　杜仲　枸杞　当归

③桃红四物汤（《医宗金鉴》）

方歌：**桃红四物汤，地归芍芎囊。**

组成：桃仁　红花　熟地黄　当归　白芍　川芎

④苍附导痰汤（《叶氏女科证治》）

方歌：**苍附导痰枳姜曲，半陈茯甘南星宜。**

组成：苍术　香附　枳壳　生姜　神曲　半夏　陈皮　茯苓　甘草　胆南星

经期延长

经期延长气虚犯，胶艾乌贼举元煎①，

虚热两地②合二至③，湿热蕴结固经丸④，

血瘀活血理冲止，桃红四物⑤失笑散⑥。

①举元煎（《景岳全书》）酌加阿胶、艾叶、乌贼骨

方歌：**举元煎参芪，升麻术草宜。**

组成：人参　黄芪　升麻　白术　炙甘草

②两地汤（《傅青主女科》）

方歌：**《青主》两地汤，玄麦芍阿囊。**

组成：生地黄　地骨皮　玄参　麦冬　白芍　阿胶

③二至丸（《医方集解》）

方歌：**《集解》二至丸，旱莲女贞全。**

组成：墨旱莲　女贞子

④固经丸（《医学入门》）加败酱草、鱼腥草

方歌：**《医学入门》固经丸，芩柏龟芍附椿全。**

组成：黄芩　黄柏　龟甲　白芍　香附　椿根皮

⑤桃红四物汤（《医宗金鉴》）

方歌：**桃红四物汤，地归芍芎囊。**

组成：桃仁　红花　熟地黄　当归　白芍　川芎

⑥失笑散（《太平惠民和剂局》）

方歌：**化瘀通络失笑散，蒲黄灵脂定痛选。**

组成：生蒲黄　五灵脂

经间期出血

经间出血肾阴虚，两地汤①合二至②宜，

湿热清肝止淋汤③，血瘀逐瘀止血④力。

①两地汤（《傅青主女科》）

方歌：《青主》两地汤，玄麦芍阿襄。

组成：生地黄　地骨皮　玄参　麦冬　白芍　阿胶

②二至丸（《医方集解》）

方歌：《集解》二至丸，旱莲女贞全。

组成：墨旱莲　女贞子

③清肝止淋汤（《傅青主女科》）去阿胶、大枣，加小蓟、茯苓

方歌：清肝止淋地归芍，丹柏膝附阿豆枣。

组成：生地黄　当归　白芍　丹皮　黄柏　牛膝　香附　阿胶　小黑豆
红枣

④逐瘀止血汤（《傅青主女科》）

方歌：逐瘀止血地归芍，大黄牡丹龟枳桃。

组成：生地黄　当归尾　赤芍　大黄　丹皮　龟甲　枳壳　桃仁

崩　漏

血热实热清热固①，虚热上下相资②助，

肾阴左丸③合二至④，滋肾益阴川牛孤，

肾阳右丸⑤去肉桂，宜加淫羊藿补骨，

脾虚安冲⑥举元煎⑦，血瘀四草⑧三七蒲。

①清热固经汤（《简明中医妇科学》）

方歌：清热固经，两地栀芩，藕棕阿蛎，榆草龟行。

组成：生地黄　地骨皮　焦栀子　黄芩　藕节　棕榈炭　阿胶　牡蛎粉
地榆　甘草　制龟甲

②上下相资汤（《石室秘录》）

方歌：**参麦味萸玄玉竹，熟地沙参车牛助。**

组成：人参　麦冬　五味子　山茱萸　玄参　玉竹　熟地黄　沙参　车前子　牛膝

③左归丸（《景岳全书》）去川牛膝

方歌：**左丸三补枸菟丝，龟胶鹿胶川牛膝。**

组成：熟地黄　山药　山茱萸　枸杞　菟丝子　龟甲胶　鹿角胶　川牛膝

④二至丸（《医方集解》）

方歌：**《集解》二至丸，旱莲女贞全。**

组成：墨旱莲　女贞子

⑤右归丸（《景岳全书》）去肉桂，加补骨脂、淫羊藿

方歌：**右丸三补鹿胶附，枸肉菟丝与归杜。**

组成：熟地黄　山茱萸　山药　鹿角胶　制附子　枸杞　肉桂　菟丝子　当归　杜仲

⑥安冲汤（《医学衷中参西录》）

方歌：**安冲芪术龙牡芍，茜根续断地海蛸。**

组成：黄芪　白术　生龙骨　生牡蛎　白芍　茜根　续断　生地黄　海螵蛸

⑦举元煎（《景岳全书》）

方歌：**举元煎参芪，升麻术草宜。**

组成：人参　黄芪　升麻　白术　炙甘草

⑧四草汤（《实用中医妇科方剂》）

方歌：**四草汤鹿衔，马鞭草益茜。**

组成：鹿衔草　马鞭草　益母草　茜草炭

闭　经

肾气虚证大补元①，肾阴虚证左归丸②，
肾阳虚证十补③用，脾虚参苓白术散④，
气滞血瘀膈下逐⑤，血虚养血小营煎⑥，
寒凝血瘀温经汤⑦，痰湿丹溪治痰⑧选。

①大补元煎（《景岳全书》）酌加丹参、牛膝

方歌：**大补元煎三补，枸草人参归杜。**

组成：熟地黄　山药　山茱萸　枸杞　炙甘草　人参　当归　杜仲

②左归丸（《景岳全书》）

方歌：**左丸三补枸菟丝，龟胶鹿胶川牛膝。**

组成：熟地黄　山药　山茱萸　枸杞　菟丝子　龟甲胶　鹿角胶　川牛膝

③十补丸（《济生方》)加佛手、川芎

方歌：**温肾助阳十补丸，五味鹿茸肾气全。**

组成：五味子　鹿茸　炮附子　肉桂　熟地黄　山药　山茱萸　茯苓　泽泻　丹皮

［注］金匮肾气丸：《金匮要略》肾气丸，桂附六味地黄全。

　　　　组成：附子　肉桂　干地黄　山药　山茱萸　茯苓　泽泻　丹皮

④参苓白术散（《太平惠民和剂局方》)酌加泽兰、牛膝

方歌：**参苓白术散甘草，扁山莲桔苡砂枣。**

组成：人参　茯苓　白术　甘草　白扁豆　山药　莲子　桔梗　薏苡仁　砂仁　大枣

⑤膈下逐瘀汤（《医林改错》）

方歌：**膈下逐瘀胡索，灵脂丹皮枳壳，桃红四物去地，香附甘草乌药。**

组成：延胡索　五灵脂　丹皮　枳壳　桃仁　红花　当归　川芎　赤芍*　香附　甘草　乌药

⑥小营煎（《景岳全书》)加鸡内金、鸡血藤

方歌：**小营煎中炙甘草，熟归枸芍山药好。**

组成：炙甘草　熟地黄　当归　枸杞　白芍　山药

⑦温经汤（《妇人大全良方》）

方歌：《大全》**温经膝归参，芎芍莪丹草桂心。**

组成：牛膝　当归　人参　川芎　白芍　莪术　丹皮　甘草　桂心

⑧丹溪治湿痰方（《丹溪心法》）

方歌：**丹溪湿痰二术附，茯苓滑半归芎助。**

组成：苍术　白术　香附　茯苓　滑石　半夏　当归　川芎

---

*　注：四物汤中为白芍，本方中为赤芍。

附：多囊卵巢综合征

多囊卵巢综合征，肾虚痰瘀郁火成，
阴虚左丸[①]阳虚右[②]，痰湿苍附导痰[③]应，
气滞血瘀膈下逐[④]，肝郁化火丹逍[⑤]平。

①左归丸（《景岳全书》）去川牛膝

方歌：**左丸三补枸菟丝，龟胶鹿胶川牛膝。**

组成：熟地黄　山药　山茱萸　枸杞　菟丝子　龟甲胶　鹿角胶　川牛膝

②右归丸（《景岳全书》）

方歌：**右丸三补鹿胶附，枸肉菟丝与归杜。**

组成：熟地黄　山茱萸　山药　鹿角胶　制附子　枸杞　肉桂　菟丝子　当归　杜仲

③苍附导痰汤（《叶氏女科证治》）

方歌：**苍附导痰枳姜曲，半陈茯甘南星宜。**

组成：苍术　香附　枳壳　生姜　神曲　半夏　陈皮　茯苓　甘草　胆南星

④膈下逐瘀汤（《医林改错》）

方歌：**膈下逐瘀胡索，灵脂丹皮枳壳，桃红四物去地，香附甘草乌药。**

组成：延胡索　五灵脂　丹皮　枳壳　桃仁　红花　当归　川芎　赤芍　香附　甘草　乌药

⑤丹栀逍遥散（《内科摘要》）

方歌：**丹栀逍遥散，逍遥丹栀全。**

组成：丹皮　栀子　柴胡　当归　白芍　白术　茯苓　甘草　炮姜　薄荷

痛 经

寒凝血瘀少逐[①]服，气滞血瘀膈下逐[②]，
湿热清热调血汤[③]，气血虚弱圣愈[④]助，
肝肾亏损补肝肾，益肾调经[⑤]止痛入。

①少腹逐瘀汤（《医林改错》）

方歌：**少逐归赤芎蒲五，桂茴姜延没药入。**

组成：当归　赤芍　川芎　蒲黄　五灵脂　肉桂　小茴香　干姜　延胡索　没药

②膈下逐瘀汤（《医林改错》）

方歌：**膈下逐瘀胡索，灵脂丹皮枳壳，桃红四物去地，香附甘草乌药。**

组成：延胡索　五灵脂　丹皮　枳壳　桃仁　红花　当归　川芎　赤芍　香附　甘草　乌药

③清热调血汤（《古今医鉴》）加车前子、败酱草、薏苡仁

方歌：**清热调血，桃红四物，丹连莪术，香附玄胡。**

组成：桃仁　红花　生地黄*　当归　川芎　白芍　丹皮　黄连　莪术　香附　延胡索

④圣愈汤（《医宗金鉴》）

方歌：**《金鉴》圣愈汤，参芪四物襄。**

组成：人参（亦可用党参）　黄芪　当归　川芎　熟地黄　白芍

⑤益肾调经汤（《中医妇科治疗学》）

方歌：**益肾调经巴断杜，乌归艾芍益母熟。**

组成：巴戟天　续断　杜仲　乌药　艾叶　当归　熟地黄　白芍　益母草

附：子宫内膜异位症与子宫腺肌病

气滞血瘀膈下逐[①]，寒凝血瘀少逐[②]服，

湿热瘀阻清热化，清热调血[③]酱藤入，

气虚血瘀益气活，血府逐瘀[④]参芪助，

肾虚血瘀补肾活，归肾丸[⑤]加桃仁蒲，

痰瘀互结化痰瘀，苍附导痰[⑥]棱莪术。

①膈下逐瘀汤（《医林改错》）

方歌：**膈下逐瘀胡索，灵脂丹皮枳壳，桃红四物去地，香附甘草乌药。**

组成：延胡索　五灵脂　丹皮　枳壳　桃仁　红花　当归　川芎　赤芍

* 注：四物汤中为熟地黄，本方中为生地黄。

香附　甘草　乌药

②少腹逐瘀汤（《医林改错》）

方歌：**少逐归赤芎蒲五，桂茴姜延没药入。**

组成：当归　赤芍　川芎　蒲黄　五灵脂　肉桂　小茴香　干姜　延胡索　没药

③清热调血汤（《古今医鉴》）加败酱草、红藤

方歌：**清热调血，桃红四物，丹连莪术，香附玄胡。**

组成：桃仁　红花　生地黄　当归　川芎　白芍　丹皮　黄连　莪术　香附　延胡索

④血府逐瘀汤（《医林改错》）加黄芪、党参

方歌：**血府逐瘀桃红四，柴草枳桔与牛膝。**

组成：桃仁　红花　当归　生地黄　川芎　赤芍　柴胡　甘草　枳壳　桔梗　牛膝

⑤归肾丸（《景岳全书》）加桃仁、生蒲黄

方歌：**归肾六味去泽丹，菟杜枸杞当归添。**

组成：熟地黄　山茱萸　茯苓　山药　菟丝子　枸杞　当归　杜仲

⑥苍附导痰汤（《叶氏女科证治》）加三棱、莪术

方歌：**苍附导痰枳姜曲，半陈茯甘南星宜。**

组成：苍术　香附　枳壳　生姜　神曲　半夏　陈皮　茯苓　甘草　南星

经行前后诸病

一、经行乳房胀痛

乳胀肝郁气滞证，柴胡疏肝[①]**不留行，**
肝肾亏虚一贯煎[②]**，和胃通络麦鸡金。**

①柴胡疏肝散（《证治准绳》）酌加王不留行、川楝子

方歌：**柴胡疏肝散四逆，香附川芎陈皮宜。**

组成：柴胡　枳壳　白芍　炙甘草　香附　川芎　陈皮

②一贯煎（《柳洲医话》）加麦芽、鸡内金

方歌：**滋阴疏肝一贯煎，沙麦归地枸杞川。**

组成：北沙参　麦冬　当归　生地黄　枸杞　川楝子

二、经行头痛

肝火头痛羚钩汤[①]，血瘀通窍活血[②]良，

血虚养血活络止，八珍[③]乌枸蔓荆尝。

①羚角钩藤汤（《通俗伤寒论》）

方歌：**羚角钩藤，桑菊茯神，生地芍草，竹茹贝好。**

组成：羚羊角（山羊角代）　钩藤　桑叶　菊花　茯神　生地黄　白芍　甘草　鲜竹茹　川贝母

②通窍活血汤（《医林改错》）

方歌：**通窍活血桃红芎，赤酒麝香枣姜葱。**

组成：桃仁　红花　川芎　赤芍　黄酒　麝香　大枣　鲜姜　老葱

③八珍汤（《正体类要》）加蔓荆子、枸杞、首乌

方歌：**益气养血八珍汤，四君四物合成方。**

组成：当归　白芍　川芎　熟地黄　人参　白术　茯苓　炙甘草

三、经行眩晕

气血虚弱归脾[①]宁，阴虚阳亢天钩饮[②]，

痰浊上扰息风止，半夏白术天麻[③]请。

①归脾汤（《正体类要》）

方歌：**归脾参芪术神草，龙酸木归远姜枣。**

组成：人参　黄芪　白术　茯神　炙甘草　龙眼肉　酸枣仁　木香　当归　远志　生姜　大枣

②天麻钩藤饮（《杂病证治新义》）

方歌：**天钩石决杜膝寄，栀芩益交茯神宜。**

组成：天麻　钩藤　石决明　杜仲　怀牛膝　桑寄生　栀子　黄芩　益母草　夜交藤　茯神

③半夏白术天麻汤（《医学心悟》）加胆南星、白蒺藜

方歌：**半夏白术天麻汤，二陈姜枣眩晕良。**

组成：半夏　白术　天麻　橘红　茯苓　甘草　大枣　生姜

四、经行浮肿

脾肾阳虚化气利，苓桂术甘①合肾气②，

气滞湿阻行滞消，八物③苓泽去熟地。

①苓桂术甘汤（《金匮要略》）加熟附子、淫羊藿、党参、巴戟天

方歌：**苓桂术甘汤，方名组成方。**

组成：茯苓　桂枝　白术　甘草

②金匮肾气丸（《金匮要略》）

方歌：**《金匮要略》肾气丸，六味地黄桂附全。**

组成：干地黄　山茱萸　山药　泽泻　茯苓　丹皮　桂枝　附子

③八物汤《（济阴纲目）》去熟地黄，加茯苓皮、泽兰

方歌：**八物汤中有四物，木香槟榔楝延胡。**

组成：熟地黄　当归　川芎　赤芍*　木香　槟榔　川楝子　延胡索

五、经行泄泻

经泄脾虚参苓术①，肾阳健固②四神③合。

①参苓白术散（《太平惠民和剂局方》）

方歌：**参苓白术散甘草，扁山莲桔苡砂枣。**

组成：人参　茯苓　白术　甘草　白扁豆　山药　莲子　桔梗　薏苡仁　砂仁　大枣

②健固汤（《傅青主女科》）

方歌：**《青主女科》健固汤，参苓白术苡巴襄。**

组成：人参　茯苓　白术　薏苡仁　巴戟天

③四神丸（《内科摘要》）

方歌：**四神丸治五更泻，蔻吴补五姜枣捷。**

组成：大枣　生姜　肉豆蔻　吴茱萸　补骨脂　五味子

六、经行情志异常

肝气郁结逍遥散①，化火丹栀②或龙胆③，

痰火上扰清痰安，生铁落饮④郁黄连。

　＊ 注：四物汤中为白芍，本方中为赤芍。

①逍遥散（《太平惠民和剂局方》）

方歌：**逍遥散中柴归芍，炮姜薄荷苓术草。**

组成：柴胡　当归　白芍　炮姜　薄荷　茯苓　白术　甘草

②丹栀逍遥散（《内科摘要》）

方歌：**丹栀逍遥散，逍遥丹栀全。**

组成：丹皮　栀子　柴胡　当归　白芍　白术　茯苓　甘草　炮姜　薄荷

③龙胆泻肝汤（《医宗金鉴》）

方歌：**龙芩栀泽与木通，车归柴草生地用。**

组成：龙胆草　黄芩　栀子　泽泻　木通　车前子　当归　柴胡　生甘草　生地黄

④生铁落饮（《医学心悟》）加郁金、黄连

方歌：**铁落二冬苓，连翘远茯神，辰砂玄丹贝，菖胆橘钩藤。**

组成：生铁落　天冬　麦冬　茯苓　连翘　远志　茯神　辰砂（朱砂）玄参　丹参　贝母　石菖蒲　胆南星　橘红　钩藤

经行口糜

阴虚火旺知柏地[①]，胃热熏蒸凉膈[②]祛。

①知柏地黄丸（《医宗金鉴》）酌加麦冬、五味子

方歌：**《金鉴》知柏地黄丸，六味地黄知柏全。**

组成：熟地黄　山茱萸　山药　丹皮　泽泻　茯苓　知母　黄柏

②凉膈散（《太平惠民和剂局方》）

方歌：**凉膈散中硝黄草，栀芩翘薄竹叶好。**

组成：芒硝　大黄　甘草　栀子　黄芩　连翘　薄荷　淡竹叶

经行吐衄

经行吐衄肝火郁，清肝引经汤[①]适合，
肺肾阴虚顺经汤[②]，滋阴润肺牛膝乐。

①清肝引经汤（《中医妇科学》第 4 版）

方歌：**清肝引经，归芍栀芩，丹地楝草，茅茜牛行。**

组成：当归　白芍　栀子　黄芩　丹皮　生地黄　川楝子　甘草　白茅根　茜草　牛膝

②顺经汤（《傅青主女科》）加牛膝

方歌：**顺经地归芍沙参，茯苓丹皮与黑荆。**

组成：熟地黄　当归　白芍　沙参　茯苓　丹皮　荆芥穗（炒黑）

经行风疹块

风疹血虚当归饮①，风热消风散②清润。

①当归饮子（《证治准绳》）

方歌：**当归饮子四物芪，荆防首乌草刺藜。**

组成：当归　川芎　白芍　生地黄*　黄芪　荆芥　防风　何首乌　甘草　白蒺藜

②消风散（《外科正宗》）

方歌：**消风苍木通，牛蝉荆防风，胡麻苦参草，地归并知膏。**

组成：苍术　木通　牛蒡子　蝉蜕　荆芥　防风　胡麻仁　苦参　甘草　生地黄　当归　知母　石膏

经断前后诸证

肾阴虚证六味地①，龟板石决生牡蛎，
肾阳虚证右归丸②，阳不温土健固③济，
肾阴阳虚双补成，二仙汤④合二至⑤备。

①六味地黄丸（《小儿药证直诀》）酌加生龟板（龟甲）、生牡蛎、石决明

方歌：**《直诀》六味地黄丸，地萸山和泽茯丹。**

组成：熟地黄　山茱萸　山药　泽泻　茯苓　丹皮

＊ 注：四物汤中为熟地黄，本方中为生地黄。

②右归丸（《景岳全书》）

方歌：**右丸三补鹿胶附，枸肉菟丝与归杜。**

组成：熟地黄　山茱萸　山药　鹿角胶　附子　枸杞　肉桂　菟丝子　当归　杜仲

③健固汤（《傅青主女科》）

方歌：**《青主女科》健固汤，参苓白术苡巴戟。**

组成：人参　茯苓　白术　薏苡仁　巴戟天

④二仙汤（《中医临床方剂手册》）

方歌：**阴阳两虚二仙汤，二仙知柏归巴戟。**

组成：仙茅　仙灵脾（淫羊藿）　知母　黄柏　当归　巴戟天

⑤二至丸（《医方集解》）

方歌：**《集解》二至丸，旱莲女贞全。**

组成：墨旱莲　女贞子

经水早断

肝肾阴虚左归丸[①]，肾虚肝郁一贯煎[②]，

脾肾阳虚毓麟珠[③]，心肾不交降火潜，

补肾黄连阿胶汤[④]，肾虚血瘀补肾验，

肾气丸[⑤]合失笑散[⑥]，气血虚弱养荣[⑦]痊。

①左归丸（《景岳全书》）去川牛膝

方歌：**左丸三补枸菟丝，龟胶鹿胶川牛膝。**

组成：熟地黄　山药　山茱萸　枸杞　菟丝子　龟甲胶　鹿角胶　川牛膝

②一贯煎（《柳洲医话》）

方歌：**滋阴疏肝一贯煎，沙麦归地枸杞川。**

组成：北沙参　麦冬　当归　生地黄　枸杞　川楝子

③毓麟珠（《景岳全书》）

方歌：**毓麟八珍菟，鹿霜川椒杜。**

组成：人参　茯苓　白术　炙甘草　当归　川芎　熟地黄　芍药（酒炒）　菟丝子（制）　鹿角霜　川椒（蜀椒）　杜仲（酒炒）

④黄连阿胶汤（《伤寒论》）

方歌：**黄连阿胶《伤寒》方，芩连芍阿鸡子黄。**

组成：黄连　阿胶　黄芩　白芍　鸡子黄

⑤金匮肾气丸（《金匮要略》）

方歌：**《金匮要略》肾气丸，六味地黄桂附全。**

组成：干地黄　山茱萸　山药　泽泻　茯苓　丹皮　桂枝　附子

⑥失笑散（《太平惠民和剂局方》）

方歌：**化瘀通络失笑散，蒲黄灵脂定痛选。**

组成：生蒲黄　五灵脂

⑦人参养荣汤（《太平惠民和剂局方》）

方歌：**人参养荣味陈远，十全大补川芎免。**

组成：五味子　陈皮　远志　人参　茯苓　白术　炙甘草　当归　白芍
熟地黄　黄芪　肉桂

经断复来

气虚固冲安老汤①，阴虚知柏地黄②良，

血热凉血益阴煎③，血瘀活化当归④尝。

①安老汤（《傅青主女科》）

方歌：**安老熟归参芪术，阿胶耳芥草萸附。**

组成：熟地黄　当归　人参　黄芪　白术　阿胶　木耳炭　荆芥穗（炒
黑）　甘草　山茱萸　香附

②知柏地黄丸（《医宗金鉴》）酌加阿胶、龟甲

方歌：**《金鉴》知柏地黄丸，六味地黄知柏全。**

组成：熟地黄　山茱萸　山药　丹皮　泽泻　茯苓　知母　黄柏

③益阴煎（《医宗金鉴》）酌加生牡蛎、茜根、地榆、仙鹤草

方歌：**益阴知柏地，龟板砂草宜。**

组成：知母　黄柏　生地黄　生龟板（生龟甲）　砂仁　炙甘草

④当归丸（《圣济总录》）

方歌：**归芍芎丹姜桂附，萸黄蛭虻辛桃朴。**

组成：当归　芍药　川芎　丹皮　干姜　桂枝　附子　吴茱萸　大黄
水蛭　虻虫　细辛　桃仁　厚朴

带下病

带下过多

脾阳虚证完带汤[①]，肾阳虚证内补[②]匡，

阴虚夹湿知柏地[③]，芡实金樱益肾帮，

湿毒五味消毒饮[④]，湿热下注止带汤[⑤]。

①完带汤（《傅青主女科》）

方歌：**完带二术怀药参，陈草柴芍芥前仁。**

组成：白术　苍术　怀山药　人参　陈皮　甘草　柴胡　白芍　荆芥穗（炒黑）　车前子

②内补丸（《女科切要》）

方歌：**内补苁蓉鹿菀芪，桂附菟蛸二蒺藜。**

组成：肉苁蓉　鹿茸　紫菀茸　黄芪　肉桂　制附子　菟丝子　桑螵蛸　白蒺藜　潼蒺藜（沙苑子）

③知柏地黄丸（《医宗金鉴》）酌加芡实、金樱子

方歌：**《金鉴》知柏地黄丸，六味地黄知柏全。**

组成：熟地黄　山茱萸　山药　丹皮　泽泻　茯苓　知母　黄柏

④五味消毒饮（《医宗金鉴》）酌加土茯苓、薏苡仁、黄柏、茵陈

方歌：**五味消毒紫地丁，银菊天葵蒲公英。**

组成：紫花地丁　金银花　野菊花　紫背天葵　蒲公英

⑤止带汤（《世补斋医书·不谢方》）

方歌：**止带茵赤柏车牛，二苓丹泽栀子求。**

组成：茵陈　赤芍　黄柏　车前子　牛膝　猪苓　茯苓　丹皮　泽泻　栀子

带下过少

肝肾亏损左归丸[①]，血瘀津亏小营煎[②]。

①左归丸（《景岳全书》）

方歌：**左丸三补枸菟丝，龟胶鹿胶川牛膝。**

组成：熟地黄　山药　山茱萸　枸杞　菟丝子　龟甲胶　鹿角胶　川牛膝

②小营煎（《景岳全书》）加丹参、桃仁、川牛膝

方歌：**小营煎中炙甘草，熟归枸芍山药好。**

组成：炙甘草　熟地黄　当归　枸杞　白芍　山药

妊娠病

妊娠恶阻

胃虚香砂六君子①，肝热加味温胆②宜，

痰滞化痰降逆呕，青竹茹汤③加减止。

①香砂六君子汤（《古今名医方论》）

方歌：**香砂六君子汤，六君姜枣砂香。**

组成：陈皮　半夏　人参　茯苓　白术　炙甘草　生姜　大枣　砂仁　木香

②加味温胆汤（《医宗金鉴》）

方歌：**加味温胆汤，麦芦芩连姜。**

组成：半夏　陈皮　茯苓　甘草　枳实　竹茹　麦冬　芦根　黄芩　黄连　生姜

③青竹茹汤（《济阴纲目》）

方歌：**青竹茹汤，陈芩半姜。**

组成：竹茹　陈皮　茯苓　半夏　生姜

异位妊娠

未破损期杀胚消，新宫外孕Ⅰ号①疗，

已破损期止血化，新宫外孕Ⅱ号②要，

包块活化消癥结，新宫外孕Ⅲ号③效。

①新宫外孕Ⅰ号方（马氏经验方）

方歌：**丹参赤芍紫蜈蚣，牡莪穿山延胡送。**

组成：丹参　赤芍　紫草　蜈蚣　牡蛎　莪术　穿山甲　延胡索

②新宫外孕Ⅱ号方（马氏经验方）

方歌：**丹参赤芍紫蜈蚣，蒲茜三七蓟榆同。**

组成：丹参　赤芍　紫草　蜈蚣　炒蒲黄　茜草　三七　小蓟　炒地榆

③新宫外孕Ⅲ号方（马氏经验方）

方歌：**丹参赤芍䗪水蛭，牡蛎棱莪穿山力。**

组成：丹参　赤芍　䗪虫（土鳖虫）　水蛭　牡蛎　莪术　三棱　穿山甲

胎　漏

气虚固下益气汤①，血热凉血保阴②良。

①固下益气汤（《临证指南医案》）

方歌：**固下益气参术草，地芍砂仁胶艾好。**

组成：人参　白术　炙甘草　熟地黄　白芍　砂仁　阿胶　艾叶炭

②保阴煎（《景岳全书》）

方歌：**保阴二地芩柏药，续断甘草与白芍。**

组成：生地黄　熟地黄　黄芩　黄柏　山药　续断　甘草　白芍

胎动不安

胎动肾虚寿胎丸①，气虚阿断举元煎②，
血虚寄断苎根汤③，血热清凉保阴煎④，
外伤加味圣愈⑤治，癥瘕桂枝茯苓丸⑥。

①寿胎丸（《医学衷中参西录》）加党参、白术

方歌：**《衷中参西》寿胎丸，阿断菟丝寄生全。**

组成：阿胶　续断　菟丝子　桑寄生

②举元煎（《景岳全书》）酌加续断、桑寄生、阿胶

方歌：**举元煎参芪，升麻术草宜。**

组成：人参　黄芪　升麻　白术　炙甘草

③苎根汤（《妇人大全良方》）加续断、桑寄生

方歌：**苎根地归芍，阿胶和甘草。**

组成：苎麻根　干地黄　当归　芍药　阿胶　甘草

④保阴煎（《景岳全书》）

方歌：**保阴二地芩柏药，续断甘草与白芍。**

组成：生地黄　熟地黄　黄芩　黄柏　山药　续断　甘草　白芍

⑤加味圣愈汤（《医宗金鉴》）

方歌：**加味圣愈汤四物，人参黄芪砂断杜。**

组成：当归　白芍　川芎　熟地黄　人参　黄芪　砂仁　续断　杜仲

⑥桂枝茯苓丸（《金匮要略》)加续断、杜仲

方歌：**《金匮》桂枝茯苓丸，赤芍桃仁丹皮全。**

组成：桂枝　茯苓　赤芍　桃仁　丹皮

堕胎、小产

胎堕难留祛下胎，脱花煎^①加益母该，

胎堕不全益气祛，脱花^②参益炒蒲排。

①脱花煎（《景岳全书》)加益母草

方歌：**脱花车牛桂，红花川芎归。**

组成：车前子　牛膝　肉桂　红花　川芎　当归

②脱花煎（《景岳全书》)加人参、益母草、炒蒲黄

胎死不下

气血虚弱救母丹^①，瘀阻平胃^②脱花煎^③。

①救母丹（《傅青主女科》）

方歌：**救母丹中归芎参，石脂益母与黑荆。**

组成：当归　川芎　人参　赤石脂　益母草　荆芥穗（炒黑）

②平胃散（《太平惠民和剂局方》）

方歌：**《和剂局方》平胃散，陈厚苍甘姜枣选。**

组成：陈皮　厚朴　苍术　甘草　生姜　大枣

③脱花煎（《景岳全书》)加芒硝

方歌：**脱花车牛桂，红花川芎归。**

组成：车前子　牛膝　肉桂　红花　川芎　当归

滑 胎

滑胎肾气亏损证，系胎补肾固冲[①]宁。

气血两虚益气养，泰山磐石[②]去芎承。

①补肾固冲丸（《中医学新编》）

方歌：**地归砂断参枣阿，鹿枸菟杜巴白术。**

组成：熟地黄　当归　砂仁　续断　人参　大枣　阿胶　鹿角霜　枸杞　菟丝子　杜仲　巴戟天　白术

②泰山磐石散（《景岳全书》）去川芎

方歌：**泰山磐石砂断芩，糯米十全去桂苓。**

组成：砂仁　续断　黄芩　糯米　人参　黄芪　白术　炙甘草　当归　熟地黄　川芎　白芍

鬼 胎

气血虚弱救母丹[①]，气滞血瘀荡鬼[②]添，

寒湿瘀滞芫花散[③]，痰浊平胃[④]枳硝拈。

①救母丹（《傅青主女科》）加枳壳、牛膝

方歌：**救母丹中归芎参，石脂益母与黑荆。**

组成：当归　川芎　人参　赤石脂　益母草　荆芥穗（炒黑）

②荡鬼汤（《傅青主女科》）

方歌：**黄雷枳朴荡鬼汤，桃红人参丹膝当。**

组成：大黄　雷丸　枳壳　厚朴　桃仁　红花　人参　丹皮　川牛膝　当归

③芫花散（《妇科玉尺》）

方歌：**芫花吴黄川乌巴，秦艽僵蚕柴胡加。**

组成：芫花　吴茱萸　川乌　巴戟天　秦艽　僵蚕　柴胡

④平胃散（《太平惠民和剂局方》)加芒硝、枳壳

方歌：**《和剂局方》平胃散，陈厚苍甘姜枣选。**

组成：陈皮　厚朴　苍术　甘草　生姜　大枣

胎萎不长

气血虚弱胎元饮[①]，脾肾不足二方请，
　　寿胎丸[②]合四君子[③]，血热清凉保阴[④]进，
　　血瘀消癥固冲育，桂枝茯苓[⑤]寿胎[②]成。

①胎元饮（《景岳全书》)加续断、枸杞
方歌：**胎元饮杜陈，八珍去芎苓。**
组成：杜仲　陈皮　人参　白术　炙甘草　当归　熟地黄　白芍
②寿胎丸（《医学衷中参西录》)加党参、覆盆子、桑椹
方歌：**《衷中参西》寿胎丸，阿断菟丝寄生全。**
组成：阿胶　续断　菟丝子　桑寄生
③四君子汤（《太平惠民和剂局方》)
方歌：**《局方》四君汤，参苓术草襄。**
组成：人参　茯苓　白术　炙甘草
④保阴煎（《景岳全书》)加枸杞、桑椹
方歌：**保阴二地芩柏药，续断甘草与白芍。**
组成：生地黄　熟地黄　黄芩　黄柏　山药　续断　甘草　白芍
⑤桂枝茯苓丸（《金匮要略》)
方歌：**《金匮》桂枝茯苓丸，赤芍桃仁丹皮全。**
组成：桂枝　茯苓　赤芍　桃仁　丹皮

子　肿

妊娠中晚肿体脸，脾虚消肿白术散[①]，
　　肾虚济生肾气丸[②]，气滞正气天香散[③]。

①白术散（《全生指迷方》)
方歌：**白术散中大腹皮，橘皮姜皮茯苓宜。**
组成：白术　大腹皮　橘皮　生姜皮　茯苓

②济生肾气丸（《济生方》）

方歌：**济生肾气丸，肾气车膝全。**

组成：桂枝　附子　熟地黄　山茱萸　山药　泽泻　茯苓　丹皮　车前子　牛膝

③正气天香散（《证治准绳》）

方歌：**正气天香乌，香附陈姜苏。**

组成：乌药　香附　陈皮　干姜　紫苏

子　晕

阴虚肝旺杞菊地①，龟板牡蛎石决宜，

脾虚肝旺半白天②，刺蒺钩藤石决祛。

①杞菊地黄丸（《医级》）加龟板（龟甲）、牡蛎、石决明

方歌：**《医级》杞菊地黄丸，六味地黄杞菊全。**

组成：熟地黄　山茱萸　山药　泽泻　茯苓　丹皮　枸杞　菊花

②半夏白术天麻汤（《医学心悟》）加白蒺藜、钩藤、石决明

方歌：**半夏白术天麻汤，二陈姜枣眩晕良。**

组成：半夏　白术　天麻　陈皮　茯苓　甘草　生姜　大枣

子　痫

肝风内动羚钩汤①，痰火半白②安宫③良。

①羚角钩藤汤（《通俗伤寒论》）

方歌：**羚角钩藤，桑菊茯神，生地芍草，竹茹贝好。**

组成：羚羊角（山羊角代）　钩藤　桑叶　菊花　茯神　生地黄　白芍　甘草　鲜竹茹　川贝母

②半夏白术天麻汤（《医学心悟》）送服安宫牛黄丸

方歌：**半夏白术天麻汤，二陈姜枣眩晕良。**

组成：半夏　白术　天麻　陈皮　茯苓　甘草　生姜　大枣

③安宫牛黄丸（《温病条辨》）——中成药

方歌：**牛黄郁水牛，芩连栀朱求，雄黄冰麝香，珍珠金箔留。**

组成：牛黄　郁金　水牛角　黄连　黄芩　栀子　朱砂　雄黄　冰片　麝香　珍珠　金箔衣

胎水肿满

子满腹大异常胀，脾气虚弱鲤鱼汤[1]，

气滞湿阻行气利，茯苓导水[2]去槟榔。

[1]鲤鱼汤（《千金要方》）

方歌：**鲤鱼汤术姜，归芍茯苓襄。**

组成：鲤鱼　白术　生姜　当归　白芍　茯苓

[2]茯苓导水汤（《医宗金鉴》）去槟榔

方歌：**茯苓导水大陈桑，四苓苏槟砂瓜香。**

组成：茯苓　大腹皮　陈皮　桑白皮　猪苓　泽泻　白术　紫苏　槟榔　砂仁　木瓜　木香

胎气上逆

肝气犯脾紫苏饮[1]，肺胃积热芩术[2]请。

[1]紫苏饮（《普济本事方》）

方歌：**胎气上逆紫苏陈，大腹归芍芎草人。**

组成：紫苏　陈皮　大腹皮　当归　白芍　川芎　甘草　人参

[2]芩术汤（《女科秘诀大全》）加瓜蒌、桑白皮、栀子、枳壳

方歌：**《女科》芩术汤，黄芩白术襄。**

组成：黄芩　白术

妊娠小便不通

肾虚肾气[1]去丹附，菟丝巴戟天相助，

气虚益气导溺举，益气导溺汤[2]力护。

①金匮肾气丸（《金匮要略》）去丹皮、附子，加巴戟天、菟丝子

方歌：《金匮要略》肾气丸，六味地黄桂附全。

组成：干地黄　山茱萸　山药　泽泻　茯苓　丹皮　桂枝　附子

②益气导溺汤（《中医妇科治疗学》）

方歌：**益气导溺参苓术，升桔桂通扁乌药。**

组成：党参　茯苓　白术　升麻　桔梗　桂枝　通草　白扁豆　乌药

妊娠小便淋痛

阴虚湿热心火亢，阴虚津亏知柏[①]上，

湿热加味五淋散[②]，心火偏亢导赤[③]良。

①知柏地黄丸（《医宗金鉴》）

方歌：《金鉴》知柏地黄丸，六味地黄知柏全。

组成：熟地黄　山茱萸　山药　丹皮　泽泻　茯苓　知母　黄柏

②加味五淋散（《医宗金鉴》）

方歌：**加味五淋散，归芍黄芩点，车泽滑木通，苓栀草地选。**

组成：当归　白芍　黄芩　车前子　泽泻　滑石　木通　茯苓　黑栀子
甘草梢　生地黄

③导赤散（《小儿药证直诀》）

方歌：**《药证直诀》导赤散，生地木通竹草选。**

组成：生地黄　木通　竹叶　甘草

妊娠咳嗽

子嗽阴虚百合固[①]，痰饮健脾六君[②]助，

化火清金化痰汤[③]，外感桔梗[④]桑菊[⑤]扶。

①百合固金汤（《慎斋遗书》）

方歌：**百合固金二地贝，玄麦甘桔白芍归。**

组成：百合　熟地黄　生地黄　贝母　玄参　麦冬　甘草　桔梗　白芍
当归

②六君子汤（《太平惠民和剂局方》）

方歌：**《局方》六君汤，半陈四君襄。**

组成：陈皮　半夏　党参　茯苓　白术　炙甘草

③清金化痰汤（《医学统旨》）

方歌：**清金化痰用芩栀，桑皮二母麦冬施，蒌桔陈苓甘草入，肺热痰稠可服之。**

组成：黄芩　栀子　桑白皮　贝母　知母　麦冬　瓜蒌仁　桔梗　陈皮　茯苓　甘草

④桔梗散（《妇人大全良方》）

方歌：**桔梗天桑参麻黄，紫苏草茯贝母良。**

组成：桔梗　天冬　桑白皮　人参　麻黄　紫苏　甘草　茯苓　贝母

⑤桑菊饮（《温病条辨》）

方歌：**风热咳嗽桑菊杏，翘薄桔甘芦根应。**

组成：桑叶　菊花　杏仁　连翘　薄荷　桔梗　甘草　芦根

临产病

难　产

　　气血虚弱补气血，佛手散[1]加参龟协，

　　气滞血瘀行气化，催生顺气饮[2]要得，

　　气滞湿郁理气化，神效达生[3]滑胎捷。

[1]佛手散（《删补名医方论》）加人参、龟甲

方歌：《方论》佛手散，当归川芎显。

组成：当归　川芎

[2]催生顺气饮（《陈素庵妇科补解》）

方歌：陈木乌枳肉冬葵，归芎红车芝麻随。

组成：陈皮　木香　乌药　枳壳　肉桂　冬葵子　当归　川芎　红花
车前子　生芝麻

[3]神效达生散（《达生篇》）

方歌：归芍芎草苏梗枳，陈葱术贝葵腹皮。

组成：当归　白芍　川芎　甘草　紫苏梗　枳壳　陈皮　葱白　白术
贝母　冬葵子　大腹皮

胞衣不下

　　胞衣不下气虚证，下胞生化加参[1]行，

　　血瘀活化通下利，大全良方牛膝[2]成，

　　寒凝八味黑神散[3]，温经活血下胞宁。

[1]生化加参汤（《傅青主女科》）

方歌：《青主》生化加参汤，归芎白术香附刚。

组成：人参　当归　川芎　白术　香附

②牛膝汤（《妇人大全良方》）

方歌：**《大全良方》牛膝汤，瞿麦滑通葵子当。**

组成：牛膝　瞿麦　滑石　通草　冬葵子　当归

③八味黑神散（《卫生家宝产科备要》）

方歌：**八味黑神熟当芍，姜桂蒲豆炙甘草。**

组成：熟地黄　当归　白芍　干姜　肉桂　蒲黄　黑大豆　炙甘草

子死腹中

气血虚弱救母丹[①]**，气滞血瘀脱花煎**[②]**。**

①救母丹（《傅青主女科》）

方歌：**救母丹中归芎参，石脂益母与黑荆。**

组成：当归　川芎　人参　赤石脂　益母草　荆芥穗（炒黑）

②脱花煎（《景岳全书》）加枳壳、厚朴

方歌：**脱花车牛桂，红花川芎归。**

组成：车前子　牛膝　肉桂　红花　川芎　当归

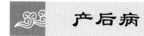 **产后病**

产后血晕

血虚气脱参附汤[①]，瘀阻气闭夺命[②]良。

①参附汤（《校注妇人良方》）

方歌：《校妇良方》参附汤，人参附子构成方。

组成：人参　附子

②夺命散（《妇人大全良方》)加当归、川芎

方歌：《良方》夺命散，没药血竭选。

组成：没药　血竭

产后痉证

阴血亏虚三甲复[①]，邪毒感染玉真[②]除。

①三甲复脉汤（《温病条辨》)加天麻、钩藤、石菖蒲

方歌：三甲复脉草，麦麻阿地芍。

组成：生龟甲　生鳖甲　生牡蛎　炙甘草　麦冬　火麻仁　阿胶　干地黄白芍

②玉真散（《外科正宗》)加僵蚕、蜈蚣

方歌：玉真羌防芷，星附天麻宜。

组成：羌活　防风　白芷　天南星　白附子　天麻

产后发热

感邪解毒活血汤[①]，风寒荆穗四物[②]良，
风热银翘散[③]加味，暑热清暑益气[④]匡，
血瘀益母生化[⑤]除，血虚杞芪八珍[⑥]康。

①解毒活血汤（《医林改错》）加金银花、黄芩

方歌：**解毒活血柴葛草，桃红地归枳赤翘。**

组成：柴胡　葛根　甘草　桃仁　红花　生地黄　当归　枳壳　赤芍　连翘

②荆穗四物汤（《医宗金鉴》）加苏叶、防风

方歌：**荆穗四物汤，四物荆穗襄。**

组成：当归　熟地黄　白芍　川芎　荆芥穗

③银翘散（《温病条辨》）

方歌：**银翘竹豉牛蒡子，荆薄甘桔芦根齐。**

组成：金银花　连翘　淡竹叶　淡豆豉　牛蒡子　荆芥　薄荷　甘草　桔梗　芦根

④清暑益气汤（《温热经纬》）

方歌：**清暑益气连麦，洋参石斛竹叶，荷梗甘草粳米，知母瓜翠解热。**

组成：黄连　麦冬　西洋参　石斛　竹叶　荷梗　甘草　粳米　知母　西瓜翠衣

⑤生化汤（《傅青主女科》）加丹参、丹皮、益母草

方歌：**《青主》生化汤，归芎桃草姜。**

组成：当归　川芎　桃仁　炙甘草　炮姜

⑥八珍汤（《正体类要》）加黄芪、枸杞

方歌：**益气养血八珍汤，四君四物合成方。**

组成：当归　白芍　川芎　熟地黄　人参　白术　茯苓　炙甘草

产后腹痛

产后腹痛血虚伤，养血益气肠宁汤[①]，

血瘀活血温经止，《青主女科》生化汤[②]，

热结泻热活血止，《金匮》大黄牡丹汤[③]。

①肠宁汤（《傅青主女科》）

方歌：**肠宁续断胶地归，山药参草麦冬桂。**

组成：续断　阿胶　熟地黄　当归　山药　人参　甘草　麦冬　肉桂

②生化汤（《傅青主女科》）加乌药、延胡索、川楝子

方歌：《青主》生化汤，归芎桃草姜。

组成：当归　川芎　桃仁　炙甘草　炮姜

③大黄牡丹汤（《金匮要略》）

方歌：《金匮》大黄牡丹汤，芒硝瓜仁桃仁襄。

组成：大黄　丹皮　芒硝　冬瓜仁　桃仁

产后恶露不绝

恶露不绝气虚得，补中益气①胶艾贼，

血热牡榆保阴煎②，血瘀茜七生化③协。

①补中益气汤（《脾胃论》）加阿胶、艾叶、乌贼骨

方歌：补中参芪术草益，升柴当归和陈皮。

组成：人参　黄芪　白术　炙甘草　升麻　柴胡　当归身　陈皮

②保阴煎（《景岳全书》）酌加炒地榆、煅牡蛎

方歌：保阴二地芩柏药，续断甘草与白芍。

组成：生地黄　熟地黄　黄芩　黄柏　山药　续断　甘草　白芍

③生化汤（《傅青主女科》）加益母草、茜草、三七、蒲黄

方歌：《青主》生化汤，归芎桃草姜。

组成：当归　川芎　桃仁　炙甘草　炮姜

产后身痛

产后身痛血虚得，芪桂五物①归鸡血，

血瘀身痛逐瘀汤②，外感独活寄生③灭，

肾虚补肾强腰肾，地萸养荣壮肾④协。

①黄芪桂枝五物汤（《金匮要略》）加当归、鸡血藤、秦艽、丹参

方歌：黄芪桂枝五物汤，白芍大枣和生姜。

组成：黄芪　桂枝　白芍　大枣　生姜

②身痛逐瘀汤（《医林改错》）

方歌：桃红归芎草羌活，五艽膝附龙没药。

组成：桃仁　红花　当归　川芎　甘草　羌活　五灵脂　秦艽　牛膝　香附　地龙　没药

③独活寄生汤（《备急千金要方》）

方歌：**独活寄生，去术八珍，艽防细辛，杜牛桂心。**

组成：独活　桑寄生　人参　茯苓　甘草　当归　川芎　干地黄　白芍　秦艽　防风　细辛　杜仲　牛膝　桂心

④养荣壮肾汤（《叶氏女科证治》）加熟地黄、秦艽、山茱萸

方歌：**养荣壮肾杜寄断，姜桂独防芎归见。**

组成：杜仲　桑寄生　续断　生姜　肉桂　独活　防风　川芎　当归

产后自汗、盗汗

产后自汗与盗汗，气虚阴虚当分辨，

气虚益气黄芪汤[①]，阴虚敛汗生脉散[②]。

①黄芪汤（《济阴纲目》）

方歌：**黄芪白术防大枣，熟地牡蛎麦苓草。**

组成：黄芪　白术　防风　大枣　熟地黄　煅牡蛎　麦冬　茯苓　甘草

②生脉散（饮）（《医学启源》）

方歌：**《启源》生脉散，参麦五味选。**

组成：人参　麦冬　五味子

产后大便难

产后便难血津亏，四物[①]苁柏麻仁配，

若兼内热养血润，泻热麻仁[②]两地[③]随，

肺脾气虚润燥汤[④]，阳明腑实玉烛[⑤]坠。

①四物汤（《太平惠民和剂局方》）加肉苁蓉、柏子仁、火麻仁

方歌：**《局方》四物汤，地归芍芎裏。**

组成：熟地黄　当归　白芍　川芎

②麻仁丸（《经效产宝》）

方歌：**《经效产宝》麻仁丸，人参大黄枳壳全。**

组成：火麻仁 人参 大黄 枳壳

③两地汤（《傅青主女科》）

方歌：**《青主》两地汤，玄麦芍阿襄。**

组成：生地黄 地骨皮 玄参 麦冬 白芍 阿胶

④润燥汤（《万氏妇人科》）

方歌：**润燥汤中润肠丸，人参甘草槟榔痊。**

组成：火麻仁 桃仁 当归身 生地黄 枳壳 人参 甘草 槟榔

［注］润肠丸：润肠归地桃麻枳，养血滋阴润燥秘。

组成：当归 生地黄 桃仁 火麻仁 枳壳

⑤玉烛散（《儒门事亲》）

方歌：**《儒门事亲》玉烛散，四物硝黄甘草伴。**

组成：熟地黄 当归 白芍 川芎 大黄 芒硝 甘草

产后小便不通

气虚补气通脬饮①，肾虚济生肾气②行，

气滞理气木通散③，血瘀加味四物④成。

①补气通脬饮（《沈氏女科辑要》）

方歌：**补气通脬饮，芪麦通草请。**

组成：黄芪 麦冬 通草

②济生肾气丸（《济生方》）

方歌：**济生肾气丸，肾气车膝全。**

组成：桂枝 附子 熟地黄 山茱萸 山药 泽泻 茯苓 丹皮 车前子 牛膝

③木通散（《妇科玉尺》）

方歌：**木通散滑草，枳槟冬葵好。**

组成：木通 滑石 甘草 枳壳 槟榔 冬葵子

④加味四物汤（《医宗金鉴》）

方歌：**桃仁四物蒲牛膝，瞿滑草通木香宜。**

组成：桃仁　熟地黄　当归　白芍　川芎　蒲黄　牛膝　瞿麦　滑石　甘草梢　木通　木香

产后小便淋痛

小便淋痛湿热蕴，加味五淋①益母进，

肾阴亏虚知柏地②，肝经郁热沉香③行。

①加味五淋散（《医宗金鉴》）

方歌：加味五淋散，归芍黄芩点，车泽滑木通，苓栀草地选。

组成：当归　白芍　黄芩　车前子　泽泻　滑石　木通　茯苓　黑栀子　甘草梢　生地黄

②知柏地黄丸（《医宗金鉴》）

方歌：《金鉴》知柏地黄丸，六味地黄知柏全。

组成：熟地黄　山茱萸　山药　丹皮　泽泻　茯苓　知母　黄柏

③沉香散（《医宗必读》）

方歌：沉香散内王不归，韦滑术芍瞿草葵。

组成：沉香　王不留行　当归　石韦　滑石　赤芍　白术　甘草　冬葵子　瞿麦

产后乳汁异常

一、缺乳

气血虚弱通乳丹①，肝郁下乳涌泉散②。

①通乳丹（《傅青主女科》）

方歌：通乳参芪麦冬，当归猪蹄桔通。

组成：人参　生黄芪　麦冬　当归　猪蹄　桔梗　木通

②下乳涌泉散（《清太医院配方》）

方歌：下乳涌泉四物，柴青山甲漏芦，通草甘草桔梗，白芷花粉王不。

组成：当归　生地黄　川芎　白芍　柴胡　青皮　穿山甲　漏芦　通草　甘草　桔梗　白芷　天花粉　王不留行

二、乳汁自出

乳汁自出气虚失，芡实五味补中益[①]，

肝经郁热地枯蛎，丹栀逍遥[②]生姜去。

[①]补中益气汤（《脾胃论》）加芡实、五味子

方歌：**补中参芪术草益，升柴当归和陈皮。**

组成：人参　黄芪　白术　炙甘草　升麻　柴胡　当归身　陈皮

[②]丹栀逍遥散（《内科摘要》）去生姜，加生牡蛎、夏枯草、生地黄

方歌：**丹栀逍遥散，逍遥丹栀全。**

组成：丹皮　栀子　柴胡　当归　白芍　茯苓　白术　甘草　薄荷
炮姜

附：回乳

内服免怀[①]麦芽煎[②]，外敷朴硝[③]布袋换，

针刺临泣悬钟穴[④]，弱刺手法两侧变。

[①]免怀散（《济阴纲目》）

方歌：**回乳免怀散，归赤红牛选。**

组成：当归尾　赤芍　红花　川牛膝

[②]麦芽煎：炒麦芽60克，煎汤频服。

[③]外敷药：朴硝（芒硝）120克，分装布袋内，置两乳房外敷，待湿后
更换。

[④]针刺疗法：针刺足临泣、悬钟等穴位，两侧交替，每日一次，用弱刺
激手法，7日一疗程。

产后情志异常

产后情志异常露，心血不足天王补[①]，

瘀逆癫狂梦醒汤[②]，肝气郁结逍遥[③]助。

①天王补心丹（《摄生秘剖》）

方歌：**归地二冬酸柏远，三参苓桔味为丸（朱砂包衣）。**

组成：当归　生地黄　天冬　麦冬　酸枣仁　柏子仁　远志　人参　丹参　玄参　茯苓　桔梗　五味子　朱砂

②癫狂梦醒汤（《医林改错》)酌加龙骨、牡蛎、酸枣仁

方歌：**附胡青陈大腹桑，苏半赤桃草通良。**

组成：香附　柴胡　青皮　陈皮　大腹皮　桑白皮　苏子　半夏　赤芍　桃仁　甘草　木通

③逍遥散（《太平惠民和剂局方》)酌加夜交藤、合欢皮、柏子仁、磁石

方歌：**逍遥散中柴归芍，炮姜薄荷苓术草。**

组成：柴胡　当归　白芍　炮姜　薄荷　茯苓　白术　甘草

不孕症

肾气虚证毓麟珠[①]，肾阳虚证温胞[②]服，

阴虚养精种玉汤[③]，肝郁开郁种玉[④]疏，

痰湿内阻苍附导[⑤]，瘀滞胞宫少逐[⑥]助。

①毓麟珠（《景岳全书》）

方歌：**毓麟八珍菟，鹿霜川椒杜。**

组成：人参　茯苓　白术　炙甘草　当归　川芎　熟地黄　芍药　菟丝子　鹿角霜　川椒（蜀椒）　杜仲

②温胞饮（《傅青主女科》）

方歌：**温胞桂附杜菟丝，参术巴山芡骨脂。**

组成：肉桂　附子　杜仲　菟丝子　人参　白术　巴戟天　山药　芡实　补骨脂

③养精种玉汤（《傅青主女科》）

方歌：**养精种玉汤，熟萸归芍襄。**

组成：熟地黄　山茱萸　当归　白芍

④开郁种玉汤（《傅青主女科》）

方歌：**开郁种玉归芍，香附花丹苓术。**

组成：当归　白芍　香附　天花粉　丹皮　茯苓　白术

⑤苍附导痰汤（《叶氏女科证治》）

方歌：**苍附导痰枳姜曲，半陈茯甘南星宜。**

组成：苍术　香附　枳壳　生姜　神曲　半夏　陈皮　茯苓　甘草　胆南星

⑥少腹逐瘀汤（《医林改错》）

方歌：**少逐归赤芎蒲五，桂茴姜延没药入。**

组成：当归　赤芍　川芎　蒲黄　五灵脂　肉桂　小茴香　干姜　延胡索　没药

妇人腹痛

肾阳虚衰温胞饮①，血虚当归建中②请，

感邪解毒活血汤③，湿热清热调血④应，

气滞血瘀牡丹散⑤，寒湿凝滞少逐⑥行。

①温胞饮（《傅青主女科》）

方歌：**温胞桂附杜菟丝，参术巴山芡骨脂。**

组成：肉桂　附子　杜仲　菟丝子　人参　白术　巴戟天　山药　芡实
补骨脂

②当归建中汤（《千金翼方》）

方歌：**当归建中汤，建中当归襄。**

组成：桂枝　芍药　甘草　饴糖　大枣　生姜　当归

③解毒活血汤（《医林改错》）加金银花、黄芩

方歌：**解毒活血柴葛草，桃红地归枳赤翘。**

组成：柴胡　葛根　甘草　桃仁　红花　生地黄　当归　枳壳　赤芍
连翘

④清热调血汤（《古今医鉴》）加土茯苓、败酱草、薏苡仁

方歌：**清热调血，桃红四物，丹连莪术，香附玄胡。**

组成：桃仁　红花　生地黄　当归　川芎　白芍　丹皮　黄连　莪术
香附　延胡索

⑤牡丹散（《妇人大全良方》）

方歌：**牡丹归赤棱莪，桂心牛膝胡索。**

组成：丹皮　当归　赤芍　三棱　莪术　桂心　牛膝　延胡索

⑥少腹逐瘀汤（《医林改错》）加苍术、茯苓

方歌：**少逐归赤芎蒲五，桂茴姜延没药入。**

组成：当归　赤芍　川芎　蒲黄　五灵脂　肉桂　小茴香　干姜　延胡索
没药

癥 瘕

气滞血瘀香棱丸①，寒凝血瘀少逐②痊，

痰湿苍导③桂苓④祛，气虚血瘀理冲⑤荐，

肾瘀肾气⑥桂苓④服，湿热大黄牡丹⑦免。

①香棱丸（《济生方》）

方歌：**香棱莪丁茴，青川枳壳随。**

组成：木香　三棱　莪术　丁香　小茴香　青皮　川楝子　枳壳

②少腹逐瘀汤（《医林改错》）

方歌：**少逐归赤芎蒲五，桂茴姜延没药入。**

组成：当归　赤芍　川芎　蒲黄　五灵脂　肉桂　小茴香　干姜　延胡索　没药

③苍附导痰汤（《叶氏女科证治》）

方歌：**苍附导痰枳姜曲，半陈茯甘南星宜。**

组成：苍术　香附　枳壳　生姜　神曲　半夏　陈皮　茯苓　甘草　胆南星

④桂枝茯苓丸（《金匮要略》）

方歌：**《金匮》桂枝茯苓丸，赤芍桃仁丹皮全。**

组成：桂枝　茯苓　赤芍　桃仁　丹皮

⑤理冲汤（《医学衷中参西录》）

方歌：**理冲参芪术山药，花粉鸡知棱莪效。**

组成：党参　生黄芪　山药　白术　天花粉　生鸡内金　知母　三棱　莪术

⑥金匮肾气丸（《金匮要略》）

方歌：**《金匮要略》肾气丸，六味地黄桂附全。**

组成：干地黄　山茱萸　山药　泽泻　茯苓　丹皮　桂枝　附子

⑦大黄牡丹汤（《金匮要略》）

方歌：**《金匮》大黄牡丹汤，冬瓜桃仁芒硝襄。**

组成：大黄　丹皮　冬瓜仁　桃仁　芒硝

阴　挺

阴挺气虚补中益[①]，肾虚大补元煎[②]宜。

①补中益气汤（《脾胃论》)加金樱子、杜仲、续断

方歌：**补中参芪术草益，升柴当归和陈皮。**

组成：人参　黄芪　白术　炙甘草　柴胡　当归身　升麻　陈皮

②大补元煎（《景岳全书》)加黄芪

方歌：**大补元煎三补，枸草人参归杜。**

组成：熟地黄　山药　山茱萸　枸杞　炙甘草　人参　当归　杜仲

前阴病

阴 痒

肝肾阴虚肝肾滋，滋阴降火知柏地①，

肝经湿热龙胆泻②，湿虫草薢渗湿③利。

①知柏地黄丸（《医宗金鉴》）酌加何首乌、白鲜皮

方歌：**《金鉴》知柏地黄丸，六味地黄知柏全。**

组成：熟地黄　山茱萸　山药　丹皮　泽泻　茯苓　知母　黄柏

②龙胆泻肝汤（《医宗金鉴》）酌加虎杖、苦参

方歌：**龙芩栀泽与木通，车归柴草生地用。**

组成：龙胆草　黄芩　栀子　泽泻　木通　车前子　当归　柴胡　生甘草　生地黄

③草薢渗湿汤（《疡科心得集》）加白头翁、苦参、防风

方歌：**草薢渗湿苡柏，赤苓丹滑通泽。**

组成：草薢　薏苡仁　黄柏　赤茯苓　丹皮　滑石　通草　泽泻

阴 肿

肝经湿热利湿清，龙胆泻肝①二地丁，

痰湿凝滞阳和汤②，外伤血府逐瘀③成。

①龙胆泻肝汤（《医宗金鉴》）酌加蒲公英、紫花地丁

方歌：**龙芩栀泽与木通，车归柴草生地用。**

组成：龙胆草　黄芩　栀子　泽泻　木通　车前子　当归　柴胡　生甘草　生地黄

②阳和汤（《外科证治全生集》）加半夏、皂角刺

方歌：**阳和熟鹿姜炭桂，麻黄白芥草相随。**

组成：熟地黄　鹿角胶　炮姜　肉桂　麻黄　白芥子　甘草

③血府逐瘀汤（《医林改错》）加三七

方歌：**血府逐瘀桃红四，柴草枳桔与牛膝。**

组成：桃仁　红花　当归　生地黄　川芎　赤芍　柴胡　甘草　枳壳　桔梗　牛膝

阴　疮

热毒龙胆泻肝汤[①]**，寒湿温经阳和**[②]**刚。**

①龙胆泻肝汤（《医宗金鉴》）酌加蒲公英、土茯苓

方歌：**龙芩栀泽与木通，车归柴草生地用。**

组成：龙胆草　黄芩　栀子　泽泻　木通　车前子　当归　柴胡　生甘草　生地黄

②阳和汤（《外科证治全生集》）

方歌：**阳和熟鹿姜炭桂，麻黄白芥草相随。**

组成：熟地黄　鹿角胶　炮姜　肉桂　麻黄　白芥子　甘草

阴　吹

阴吹气虚补中汤[①]**，胃燥麻子仁丸**[②]**帮，**

气郁理气疏肝气，逍遥散[③]**加枳壳良，**

痰湿健脾化痰祛，橘半桂苓枳姜汤[④]**。**

①补中益气汤（《脾胃论》）加枳壳

方歌：**补中参芪术草益，升柴当归和陈皮。**

组成：人参　黄芪　白术　炙甘草　升麻　柴胡　当归身　陈皮

②麻子仁丸（《伤寒论》）

方歌：**麻仁小承芍，杏仁治脾约。**

组成：麻子仁　枳实　大黄　厚朴　芍药　杏仁　白蜜

③逍遥散（《太平惠民和剂局方》）加枳壳

方歌：**逍遥散中柴归芍，炮姜薄荷苓术草。**

组成：柴胡　当归　白芍　炮姜　薄荷　茯苓　白术　甘草

④橘半桂苓枳姜汤（《温病条辨》）加白术

方歌：**橘半桂苓枳姜汤，方名药名都一样。**

组成：橘皮　制半夏　桂枝　茯苓　枳实　生姜

妇科临床用药法要

治疗妇科疾病，与其他临床各科一样，着重在调整全身功能，必须辨明病机立出治法后才能处方用药。

一、补肾滋肾

本法是调补冲任、治疗妇产科疾病的一个重要原则，有平补、温补、滋补之分。

（一）补肾益气

病机以肾气亏虚、冲任不固为主。

治以平补肾气、固冲任为主。

常用代表方剂：大补元煎、固阴煎之类。

常用补肾药有熟地黄、山茱萸、枸杞、五味子、制首乌、菟丝子、覆盆子、补骨脂、巴戟天、淫羊藿、仙茅、益智仁、肉苁蓉、鹿茸、鹿角胶、紫河车、杜仲、续断、金毛狗脊、桑寄生、女贞子、墨旱莲、黄精、龟甲、鳖甲之类。

常用补气药有人参、党参、黄芪、山药、白术、西洋参之类。

注：补肾药又分为补肾填精养血药、补肾助阳药、补肾益阴药、补肾止腰痛药。

（1）补肾填精养血药有熟地黄、山茱萸、枸杞、五味子、制首乌、菟丝子等。

（2）补肾助阳药有覆盆子、补骨脂、巴戟天、淫羊藿、仙茅、益智仁、肉苁蓉、鹿茸、鹿角胶、紫河车等。

（3）补肾益阴药有女贞子、墨旱莲、龟甲、鳖甲、黄精等。

（4）补肾止腰痛药有杜仲、续断、金毛狗脊、桑寄生等。

（二）滋肾益阴

病机以肾阴亏虚、冲任血少或热伏冲任为主。

治以滋肾益阴、养冲任精血为主。

常用代表方剂：左归丸、六味地黄丸、补肾地黄丸之类。

常以补肾药与滋阴降火药配伍应用。

常用补肾药，见"补肾益气"条下。

常用滋阴降火药有知母、黄柏、泽泻、丹皮、麦冬、玄参之类。

（三）温肾助阳

病机以肾阳亏虚、命门火衰、冲任失于温煦为主。

治以温肾助阳、温养冲任为主。

常用代表方剂：右归丸、金匮肾气丸、温胞饮之类。

补肾药与补气药、温经药，三者常配伍应用。

常用补肾药，见"补肾益气"条下。

常用补气药有人参、西洋参、党参、黄芪、山药、白术之类。

常用温经药有附子、肉桂、吴茱萸、炮姜、小茴香、桂枝、艾叶之类。

（四）温阳行水

病机以肾阳亏虚、气化失常、水湿内停、水湿下注冲任或泛溢肌肤为主。

治以温肾助阳、化气行水为主。

常用代表方剂：真武汤、五苓散之类。

常以温肾助阳药与利水祛湿药配伍应用。

温肾助阳药常由补肾药、补气药和温经药组成，见"温肾助阳"条下。

常用利水祛湿药有白术、苍术、茯苓、猪苓、泽泻、薏苡仁、车前子、大腹皮、茵陈蒿之类。

（五）滋肾养肝

病机以肝肾不足、冲任损伤为主。

治以滋肾养肝、调补冲任为主。

常用代表方剂：左归丸、杞菊地黄丸之类。

常以补肾药与养血柔肝药配伍应用。

常用补肾药，见"补肾益气"条下。

常用养血柔肝药有当归、白芍、阿胶、枸杞、桑椹之类。

佐以血肉有情之品有龟甲、龟甲胶、牡蛎、鳖甲、阿胶之类。

（六）温肾健脾

病机以脾肾阳虚、水湿内停或日久化为痰浊为主。

治以温肾健脾、以益冲任为主。

常用代表方剂：四神丸合健固汤、温胞饮之类。

常以补肾药与温经药、燥湿利水药，三者配伍应用。

常用补肾药，见"补肾益气"条下。

常用温经药有附子、肉桂、吴茱萸、炮姜、小茴香、桂枝、艾叶等。

燥湿利水需根据水湿、痰浊的不同情况，兼用燥湿、化痰之品，如半夏、陈皮、茯苓、苍术、白术、厚朴等。

二、疏肝养肝

疏肝养肝，调补冲任是治疗妇科疾病的又一个重要原则。疏肝气之法：郁结者，疏之、泄之；上逆者，抑之、平之；阳亢者，柔之、缓之；以使肝气冲和为要。养肝血之法：重在补血，或以填精养血，或以益气养血，贵在权衡。

（一）疏肝解郁

病机以肝气郁结、冲任失调为主。

治以疏肝解郁、通调冲任为主。

常用代表方剂：加味乌药汤、八物汤之类。

常以疏肝理气药与养血行血药配伍应用。

常用疏肝理气药有香附、乌药、陈皮、青皮、枳实、枳壳、木香、川楝子、砂仁、厚朴、白豆蔻、沉香、橘核、荔枝核、延胡索、莪术、三棱、姜黄、郁金、大腹皮、槟榔、柴胡、薄荷、苏叶之类。

常用养血行血药有当归、白芍、枸杞、丹参、川芎、赤芍、丹皮之类。

注：肝的疏泄功能，主要关系着人体脏腑气机的条畅。由于肝郁常常影响全身上、中、下三焦的气机，在疏肝理气药中可分为总理三焦之气滞药、主理中焦之气滞药和主理下焦之气滞药三部分；此外还有行气活血药、行气利水药、疏肝宣表药等。

（1）总理三焦之气滞药（主理上焦之气滞也常选用）：柴胡、香附、枳壳、枳实、川楝子、青皮、乌药、延胡索、郁金等。

（2）主理中焦之气滞药：青皮、陈皮、木香、厚朴、槟榔、白豆蔻、砂仁、枳壳、沉香等。

（3）主理下焦之气滞药：橘核、荔枝核、乌药等。

（4）行气活血药：延胡索、郁金、姜黄、三棱、莪术等。

（5）行气利水药：大腹皮、槟榔等。

（6）疏肝宣表药：薄荷、苏叶、柴胡等。

（二）疏肝泻火

病机以肝郁化火、热伤冲任或气火上逆为主。

治以疏肝泻火、清调冲任为主。

常用代表方剂：丹栀逍遥散、清肝止淋汤之类。

常以疏肝解郁药与清热降火药配伍应用。

常用疏肝解郁药，见"疏肝解郁"条下。

常用清热降火药有龙胆草、黄芩、栀子、夏枯草、苦参之类。

（三）泻肝除湿

病机以肝郁化热、肝气犯脾、脾虚湿盛、湿热互结、下注冲任为主。

治以泻肝清热除湿、通利冲任为主。

常用代表方剂：龙胆泻肝汤之类。

常以疏肝解郁药与清热降火药、利水祛湿药，三者配伍应用。

常用疏肝解郁药，见"疏肝解郁"条下。

常用清热降火药，见"疏肝泻火"条下。

常用利水祛湿药，见"补肾滋肾"法"温阳行水"条下。

（四）疏肝健脾

病机以肝气犯脾、肝脾不和、冲任失司为主。

治以疏肝理脾、调补冲任为主。

常用代表方剂：逍遥散、开郁种玉汤之类。

常以疏肝解郁药与健脾理脾药配伍应用。

常用疏肝解郁药，见"疏肝解郁"条下。

常用健脾理脾药有茯苓、白术、山药、白扁豆之类。

（五）调肝补肾

病机以肝郁兼肾虚、冲任失调为主。

治以调肝补肾、调补冲任为主。

常用代表方剂：调肝汤、定经汤之类。

常以养血柔肝药与补肾药配伍应用。

常用养血柔肝药，见"滋肾养肝"条下。

常用补肾药，见"补肾滋肾"法"补肾益气"条下。

（六）养血柔肝

病机以肝血不足、冲任血虚为主。

治以养血柔肝、调补冲任为主。

常用代表方剂：四物汤、滋血汤、养精种玉汤之类。

常以养血柔肝药与补肾止腰痛药配伍应用。

常用养血柔肝药，见"补肾滋肾"法"滋肾养肝"条下。

常用补肾止腰痛药，见"补肾滋肾"法下"补肾益气"条下。

（七）平肝潜阳

病机以肝经血虚日重、肝阴不足；或肝血本虚、孕血养胎、肝血愈虚、肝阴不足，均使肝阳偏亢为主。

治以养血滋阴、平肝潜阳为主。

常用代表方剂：一贯煎、三甲复脉汤之类。

常以养血柔肝药和补阴药配伍应用。

常用养血柔肝药，见"补肾滋肾"法"滋肾养肝"条下。

常用补阴药有沙参、麦冬、天冬、玄参、龟甲、鳖甲、牡蛎之类。

（八）镇肝息风

病机以阴虚火旺，肝风内动为主。

治以镇肝息风为主。

常用代表方剂：羚角钩藤汤之类。

常以补阴药、清热降火药与平肝息风药，三者配伍应用。

常用补阴药，见"平肝潜阳"条下。

常用清热降火药，见"疏肝泻火"条下。

常用平肝息风药有羚羊角（山羊角代）、天麻、钩藤、石决明、全蝎、蜈蚣、地龙、僵蚕之类。

三、健脾和胃

健脾和胃，调补冲任，资其化源。健脾和胃法遵循虚则补之，实则泻之，寒者温之，热者清之的法则以辨证施治。

（一）健脾养胃

病机以脾胃虚弱、冲任不调或孕期冲气上逆为主。

治以健脾和胃、补养冲任，或佐以消导之品为主。

常用代表方剂：香砂六君子汤之类。

常以健脾养胃药与中焦行气药配伍应用。

常用健脾养胃药有白术、山药、白扁豆、茯苓、薏苡仁、神曲、山楂、炒麦芽、鸡内金、甘草之类。

常用中焦行气药有陈皮、枳壳、砂仁之类。

（二）健脾益气

病机以脾胃虚弱、中气不足、冲任不固、血失统摄为主。

治以健脾益气、固摄冲任为主。

常用代表方剂：举元煎、补中益气汤之类。

常以健脾养胃药与补气药配伍应用，气陷者加升麻、柴胡等。

常用健脾养胃药，见"健脾养胃"条下。

常用补气药有人参、党参、黄芪之类。

（三）健脾养血

病机以脾虚血少、冲任血虚为主。

治以健脾养血、调补冲任为主。

常用代表方剂：归脾汤、八珍汤之类。

常以健脾益气药与补血药配伍应用。

常用健脾益气药常由健脾养胃药和补气药组成。

常用健脾养胃药，见"健脾养胃"条下。

常用补气药，见"健脾益气"条下。

常用补血药有熟地黄、当归、白芍、川芎、丹参、阿胶、龙眼肉、制首乌之类。

（四）健脾扶阳

病机以脾阳不振、运化失职为主。

治以健脾扶阳、温养冲任为主。

常用代表方剂：参苓白术散、健固汤之类。

常以健脾益气药与温经助阳药配伍应用。

常用健脾益气药，见"健脾养血"条下。

常用温经助阳药有吴茱萸、干姜、肉豆蔻、丁香、高良姜、巴戟天、补骨脂之类。

（五）健脾利湿

病机以脾阳不振、湿浊内停、湿浊下注冲任为主。

治以健脾利湿、通调冲任为主。

常用代表方剂：全生白术散、完带汤之类。

常以健脾扶阳药与利水祛湿药配伍应用。

常用健脾扶阳药常由健脾益气药和温经助阳药组成。

常用健脾扶阳药，见"健脾扶阳"条下。

常用利水祛湿药有猪苓、茯苓、泽泻、白术、苍术、薏苡仁、车前子、大腹皮、茵陈蒿之类。

（六）健脾豁痰除湿

病机以脾阳不振、湿浊停聚化为痰湿、壅塞胞脉为主。

治以健脾豁痰除湿、通利冲任为主。

常用代表方剂：丹溪治湿痰方、启宫丸之类。

常以健脾利湿药与化痰药配伍应用。

健脾利湿药常由健脾益气药、温经助阳药与利水祛湿药组成。

常用健脾利湿药，见"健脾利湿"条下。

常用化痰药有半夏、陈皮、天南星、胆南星、前胡、瓜蒌、贝母、竹茹、海藻之类。

（七）温中和胃

病机以胃中积寒、受纳失权为主。

治以温中和胃为主。

常用代表方剂：理中汤、半夏茯苓汤之类。

常用药物有砂仁、肉豆蔻、藿香、丁香、炮姜、吴茱萸之类。

（八）清热和胃

病机以胃中郁热或邪热入里为主。

治以清热和胃或泻热和胃为主。

常用代表方剂：白虎汤、麻子仁丸之类。

常用药物有竹茹、黄芩、黄连、大黄之类。

（九）养阴和胃

病机以妊娠恶阻，久吐损伤胃阴或热邪损伤胃阴为主。

治以养阴和胃为主。

常用代表方剂：近效方之类。

常用药物有石斛、麦冬、天花粉、胡麻仁之类。

四、调理气血

（一）病在气，以治气为主，治血为佐

1. 补气（气虚者补气）

病机以中气不足、冲任不固为主。

治以补气、固摄冲任为主。

常用代表方剂：举元煎之类。

常用药物有人参、党参、黄芪、山药、白术之类。

2. 升提（气陷者升提）

病机以中气不足、气虚下陷、清阳不升为主。

治以补中益气、升阳举陷为主。

常用代表方剂：补中益气汤之类。

常用药物有升麻、柴胡之类。

3. 行气（气滞者行气）

病机以气滞血瘀、冲任失畅为主。

治以行气活血、调理冲任为主。

常用代表方剂：乌药汤之类。

常用药物有香附、乌药、枳壳、陈皮、砂仁、木香、川楝子、橘核、荔枝核之类。

4. 降气（气逆者降气）

病机以郁怒甚，则气机逆乱为主。

治以行气之中兼以降气之品为主。

常用代表方剂：加味温胆汤、苏子降气汤之类。

常用药物有沉香、枳实、厚朴、半夏、苏子之类。

5. 温经扶阳（气寒者温经扶阳）

病机以感受寒邪、寒伤阳气或素体阳虚、寒自内生为主。

治以温经扶阳、温养冲任为主。

常用代表方剂：温胞饮之类。

常用药物有附子、肉桂、桂枝、吴茱萸、炮姜、小茴香、艾叶、淫羊藿、补骨脂、巴戟天、仙茅之类。

6. 清气泻热（气热者清气泻热）

病机以感受热邪入里化热或五志过极化火为主。

治以清气泻热、清调冲任为主。

常用代表方剂：白虎汤、调胃承气汤之类。

常用药物有生石膏、知母、黄芩、黄连、黄柏、栀子、大黄、芒硝之类。

（二）病在血，以治血为主，治气为佐

1. 补血养血

病机以经孕产乳以血为用，均易耗血而致冲任血虚为主。

治以补血养血、滋养冲任为主；血虚重证宜填精补血。

常用代表方剂：四物汤、养精种玉汤、小营煎之类。

常用药物有熟地黄、白芍、当归、阿胶、龙眼肉、山茱萸、枸杞之类。

2. 活血化瘀

病机以寒凝、热结、气滞、气虚导致血瘀，导致冲任失畅为主。

治以活血化瘀、通调冲任为主。血瘀重证宜虫类血肉有情之品搜剔脉络。

常用代表方剂：血府逐瘀汤、少腹逐瘀汤、大黄䗪虫丸之类。

常用药物有赤芍、丹参、红花、桃仁、丹皮、益母草、当归、川芎、川牛膝、王不留行、五灵脂、蒲黄、泽兰、山楂、三棱、莪术、延胡索、䗪虫、水蛭、虻虫之类。

久瘀重证，血结成癥，宜活血化瘀，同时兼以软坚散结，常用药物如海藻、昆布、鳖甲、牡蛎、穿山甲之类。

3. 固冲止血

病机以气虚、血热、血瘀等多种原因导致冲任损伤为主。

在针对出血原因治疗的同时，治以固冲止血为主。

常用代表方剂：育阴汤、固冲汤、清热固经汤、逐瘀止崩汤之类。

常用药物有龙骨、牡蛎、乌贼骨、陈棕炭、仙鹤草、血余炭、藕节、艾叶炭、炮姜炭、炒地榆、贯众炭、黑黄柏、焦栀子、小蓟、侧柏叶、苎麻根、三七、茜草、炒蒲黄、丹皮炭之类。

以上药物按作用还可以分为以下几类。

（1）固摄止血药：龙骨、牡蛎、乌贼骨等。

（2）涩血止血药：仙鹤草、陈棕炭、藕节、血余炭等。

（3）温经止血药：艾叶炭、炮姜炭等。

（4）凉血止血药：小蓟、茜草、苎麻根、侧柏叶、炒地榆、焦栀子、丹皮炭、黑黄柏、贯众炭等。

（5）活血止血药：三七、蒲黄、血余炭、丹皮炭、茜草等。

4. 清热凉血

病机以热邪与血搏结、损伤冲任为主。

治以清热凉血、清调冲任为主。

常用代表方剂：清经散、两地汤之类。

常以清气泻热药与凉血药物配伍应用。

常用清气泻热药，见"清气泻热"条下。

常用凉血药有水牛角、生地黄、丹皮、玄参、赤芍之类。

5. 清营祛瘀

病机以感染邪毒、入里化热或热极化毒、与血搏结为主。

治以清营祛瘀，清调冲任及清热解毒，活血化瘀为主。

常用代表方剂：清营汤之类。

常以清热解毒药与活血化瘀药配伍应用。

常用清热解毒药有金银花、连翘、蒲公英、紫花地丁、败酱草、土茯苓之类。

常用活血化瘀药，见"活血化瘀"条下。

6. 温经行滞

病机以寒邪入里、与血搏结、血为寒凝、冲任阻滞为主。

治以温经行滞、温通冲任为主。

常用代表方剂：温经汤《妇人大全良方》、当归丸之类。

常以温经扶阳药与活血化瘀药配伍应用。

常用温经扶阳药，见"温经扶阳"条下。

常用活血化瘀药，见"活血化瘀"条下。

7. 温经养血

病机以素体阳气不足、寒自内生、脏腑生化功能不足、不能生血行血、冲任血虚为主。

治以温经养血、温补冲任为主。

常用代表方剂：大营煎、加味当归补血汤之类。

常以温经扶阳药与补血养血药配伍应用。

常用温经扶阳药，见"温经扶阳"条下。

常用补血养血药，见"补血养血"条下。

8. 散寒祛湿

病机以脾肾阳虚、感受寒湿、寒湿与血凝结、血行不畅、冲任阻滞为主。

治以散寒祛湿、通利冲任为主。

常用代表方剂：少腹逐瘀汤加苍术、茯苓之类。

常以温经扶阳药与燥湿利湿药配伍应用。

常用温经扶阳，见"温经扶阳"条下。

常用燥湿利湿药有苍术、白术、茯苓、猪苓、泽泻、薏苡仁、车前子、大腹皮、茵陈蒿之类。

因寒湿凝滞，血行常有不畅，故常配伍活血化瘀药用。

常用活血化瘀药，见"活血化瘀"条下。

9. 清热除湿

病机以湿浊从阳化热、感受湿热之邪、湿热下注、损伤冲任为主。

治以清热除湿、清利冲任为主。

常用代表方剂：止带方、银花蕺菜饮之类。

常以清气泻热药与燥湿利湿药配伍应用。

常用清气泻热，见"清气泻热"条下。

常用燥湿利湿药，见"散寒祛湿"条下。

因湿阻气机，血行常有不畅，故常配伍活血化瘀药用。

常用活血化瘀药，见"活血化瘀"条下。

10. 解毒杀虫

病机以感染病虫或湿热久蕴而生虫蚀为主。

治以解毒杀虫和清热除湿配伍应用。

常用内服代表方剂：萆薢渗湿汤加白头翁、苦参、防风之类。

常用内服药物有萆薢、薏苡仁、黄柏、赤茯苓、丹皮、泽泻、滑石、通草、苍术、藿香、白头翁、苦参、防风、蛇床子、百部、鹤虱等。

常用外洗方剂：塌痒汤之类。

常用外洗药物有黄柏、黄连、龙胆草、知母等。

常用解毒药有金银花、蒲公英、土茯苓、鱼腥草、败酱草、白花蛇舌草等。

常用杀虫常用药有苦参、鹤虱、蛇床子、百部、雄黄、白头翁等。

常用收敛药有乌梅、五倍子、赤石脂、乌贼骨、蛤壳、枯矾等。

注：调理气血时应注意，气为血之帅，血为气之母，两者是相互协调、相互为用的关系，在使用调气诸法中，应常佐以补血、理血、活血之药兼顾其母；在使用调血诸法中，应常佐以补气、理气、行气的药兼顾其子。这样才能使气血条畅，五脏安和，任通冲盛，经孕正常。

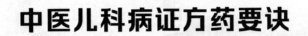

中医儿科病证方药要诀

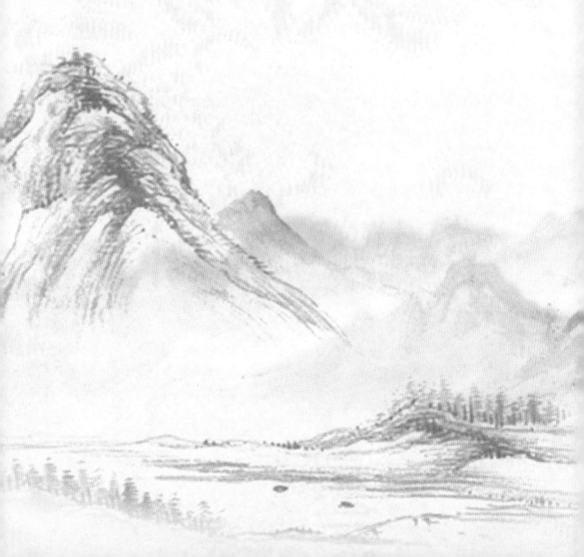

新生儿疾病

胎 怯

一、常证

肾精薄弱益精髓，补肾地黄丸[①]供培，

脾肾两虚保元汤[②]，五脏亏虚十全[③]为。

①补肾地黄丸（《医宗金鉴》）

方歌：《金鉴》补肾地黄丸，六味地黄牛茸痊。

组成：熟地黄　山茱萸　山药　泽泻　茯苓　丹皮　牛膝　鹿茸

②保元汤（《博爱心鉴》）

方歌：《心鉴》保元汤，参芪桂草姜。

组成：人参　黄芪　肉桂　甘草　生姜

③十全大补汤（《太平惠民和剂局方》）

方歌：十全大补汤，芪桂八珍襄。

组成：黄芪　肉桂　人参　茯苓　白术　甘草　熟地黄　当归　芍药　川芎

二、变证

肺气虚衰益气固，独参汤[①]加红芪附，

元阳衰微温脾肾，参附汤[②]加芪巴助。

①独参汤（《十药神书》）

方歌：《神书》独参汤，人参构成方。

组成：人参

②参附汤（《济生续方》）

方歌：《济生续方》参附汤，人参附子构成方。

组成：人参　附子

硬肿症

寒凝血瘀归四逆①，阳气虚衰参附②协。

①当归四逆汤（《伤寒论》）
方歌：**当归四逆虚寒厥，桂细芍通枣草协。**
组成：当归　桂枝　细辛　芍药　通草　大枣　炙甘草
②参附汤（《济生续方》）
方歌：**《济生续方》参附汤，人参附子构成方。**
组成：人参　附子

胎　黄

一、常证

湿热郁蒸利湿热，茵陈蒿汤①加减泻，
寒湿茵陈理中汤②，气滞血瘀血府③协。

①茵陈蒿汤（《伤寒论》）
方歌：**茵陈蒿汤治阳黄，栀子大黄组成方。**
组成：茵陈　栀子　大黄
②茵陈理中汤（《张氏医通》）
方歌：**茵陈理中汤，理中茵陈襄。**
组成：茵陈　党参　干姜　白术　甘草
③血府逐瘀汤（《医林改错》）
方歌：**血府逐瘀桃红四，柴草枳桔与牛膝。**
组成：桃仁　红花　生地黄　当归　赤芍　川芎　柴胡　甘草　枳壳
桔梗　牛膝

二、变证

胎黄动风息风退，茵陈蒿汤①羚钩②随，
胎黄虚脱益气固，参附③生脉④加减配。

①茵陈蒿汤（《伤寒论》）

方歌：**茵陈蒿汤治阳黄，栀子大黄组成方。**

组成：茵陈　栀子　大黄

②羚角钩藤汤（《通俗伤寒论》）

方歌：**羚角钩藤，桑菊茯神，生地芍草，竹茹贝好。**

组成：羚羊角（山羊角代）　钩藤　桑叶　菊花　茯神　生地黄　白芍　甘草　竹茹　川贝母

③参附汤（《济生续方》）

方歌：**《济生续方》参附汤，人参附子构成方。**

组成：人参　附子

④生脉散（饮）（《医学启源》）

方歌：**《启源》生脉散，参麦五味选。**

组成：人参　麦冬　五味子

脐部疾病

一、脐湿

脐湿收敛固涩治，龙骨①枯矾干撒脐，
局部红肿热病者，请按脐疮处理愈。

①龙骨散（《杂病源流犀烛》）

方歌：**外用龙骨散，龙骨枯矾痊。**

组成：龙骨（煅）　枯矾

二、脐疮

红肿热痛烂脓水，清热解毒外治随，
内服犀角消毒饮①，外治如意金黄②配。

①犀角消毒饮（《张氏医通》）

方歌：**犀角消毒饮，荆防牛草银。**

组成：犀角（水牛角代）　荆芥　防风　牛蒡子　甘草　金银花

②如意金黄散（金黄散）——外用中成药

方歌：**如意金黄柏南星，平胃芷花姜黄军。**

组成：黄柏　胆南星　陈皮　厚朴　苍术　甘草　白芷　天花粉　姜黄
大黄

三、脐血

断脐之后有渗血，结扎松脱重新接，
胎热内盛凉血止，《景岳》茜根散①合拍，
气不摄血归脾汤②，大小蓟入止尿血，
便血槐花地榆入，形寒再加姜炭灭。

①茜根散（《景岳全书》）

方歌：**茜根生地侧柏叶，阿胶黄芩甘草协。**

组成：茜草根　生地黄　侧柏叶　阿胶　黄芩　甘草

②归脾汤（《正体类要》）

方歌：**归脾参芪术神草，龙酸木归远姜枣。**

组成：人参　黄芪　白术　茯神　炙甘草　龙眼肉　酸枣仁　木香　当归
远志　生姜　大枣

四、脐突

脐突外治压脐法，小肠脂膜推腹下，
纱布包裹薄硬片，垫压脐部绷带扎，
年逾两岁未痊愈，脂膜过大不能纳，
膨出囊膜薄透明，及早手术优选法。

肺系病证

感　冒

一、主证

感冒风寒荆防散[①]，风热银翘散[②]加减，
暑邪新加香薷饮[③]，时行银翘[②]普济[④]选。

[①]荆防败毒散（《摄生众妙方》）

方歌：**荆防败毒，二活二胡，枳壳桔芎，甘草苓入。**

组成：荆芥　防风　羌活　独活　前胡　柴胡　枳壳　桔梗　川芎　甘草
茯苓

[②]银翘散（《温病条辨》）

方歌：**银翘竹豉牛蒡子，荆薄甘桔芦根齐。**

组成：金银花　连翘　竹叶　淡豆豉　牛蒡子　荆芥　薄荷　甘草　桔梗
芦根

[③]新加香薷饮（《温病条辨》）

方歌：**新加香薷饮，银翘厚扁请。**

组成：香薷　金银花　连翘　鲜扁豆花　厚朴

[④]普济消毒饮（《东垣试效方》）

方歌：**牛马板玄翘薄甘，陈桔芩连柴升蚕。**

组成：牛蒡子　马勃　板蓝根　玄参　连翘　薄荷　甘草　陈皮　桔梗
黄芩　黄连　柴胡　升麻　僵蚕

二、兼证

（一）夹痰

感冒夹痰咳加剧，痰多喉间痰鸣息，
风寒加用拗[①]二陈[②]，风热宜加饮桑菊[③]。

①三拗汤（《太平惠民和剂局方》）

方歌：《局方》三拗汤，麻杏甘草良。

组成：麻黄　杏仁　甘草

②二陈汤（《太平惠民和剂局方》）

方歌：二陈乌梅姜，半陈茯甘襄。

组成：乌梅　生姜　半夏　陈皮　茯苓　甘草

③桑菊饮（《温病条辨》）

方歌：风热咳嗽桑菊杏，翘薄甘桔芦根应。

组成：桑叶　菊花　杏仁　连翘　薄荷　桔梗　甘草　芦根

（二）夹滞

脘腹胀满不思食，二便不调口秽气，

纹紫苔腻脉象滑，解表加用保和①宜。

①保和丸（《丹溪心法》）

方歌：保和山楂神曲妙，二陈草去菔子翘。

组成：山楂　神曲　半夏　陈皮　茯苓　连翘　莱菔子

（三）夹惊

夹惊惕哭卧不宁，心肝热重抽搐成，

解表加用镇惊丸①，另服抱龙②儿回春③。

①镇惊丸（《证治准绳》）

方歌：参草神苓枳星硼，麝牙朱蚕蝎附用。

组成：人参　甘草　茯神　枳壳　白茯苓　制南星　硼砂　麝香　牙硝　朱砂　僵蚕　全蝎　白附子

②琥珀抱龙丸（《活幼新书》）——中成药

③小儿回春丹（《上海市中药成药制剂规范》）——中成药

鼻　衄

肺气虚寒止流丹①，肺脾气虚补中②添，

肺肾两虚肾气丸③，伏热辛夷清肺④先。

①温肺止流丹（《辨证录》）

方歌：**温肺止流人参草，荆细诃子桔鱼脑。**

组成：人参　甘草　荆芥　细辛　诃子　桔梗　石首鱼脑骨（煅过存性，为末）

②补中益气汤（《内外伤辨惑论》）

方歌：**补中参芪术草益，升柴当归和陈皮。**

组成：人参　黄芪　白术　炙甘草　升麻　柴胡　当归身　陈皮

③金匮肾气丸（《金匮要略》）

方歌：**《金匮要略》肾气丸，六味地黄桂附全。**

组成：干地黄　山茱萸　山药　泽泻　茯苓　丹皮　桂枝　附子

④辛夷清肺饮（《医宗金鉴》）

方歌：**辛夷清肺膏芩草，栀知杷升百麦好。**

组成：辛夷　生石膏　黄芩　甘草　栀子　知母　枇杷叶　升麻　百合　麦冬

乳　蛾

风热犯咽银马散①，肺胃热炽牛甘②选，

肺肾阴虚养阴清③，肺脾气虚屏④异⑤敛。

①银翘马勃散（《温病条辨》）

方歌：**银翘马勃散，牛蒡射干选。**

组成：金银花　连翘　马勃　牛蒡子　射干

②牛蒡甘桔汤（《麻症集成》）

方歌：**牛蒡甘桔汤翘玄，射干豆根栀芩连。**

组成：牛蒡子　甘草　桔梗　连翘　玄参　射干　山豆根　栀子　黄芩　黄连

③养阴清肺汤（《重楼玉钥》）

方歌：**养阴清肺草芍药，增液丹皮贝薄荷。**

组成：生甘草　炒白芍　生地黄　玄参　麦冬　丹皮　贝母　薄荷

④玉屏风散（《究原方》）

方歌：**《究原方》中玉屏风，黄芪白术防风同。**

组成：黄芪　白术　防风

⑤异功散（《小儿药证直诀》）

方歌：**《药证直诀》异功散，四君子加陈皮全。**

组成：人参　茯苓　白术　甘草　陈皮

咳　嗽

外感风寒杏苏散①，风热桑菊饮②加减，

内伤痰热清金化③，痰湿咳嗽二陈④选，

肺脾气虚六君⑤痊，阴虚沙麦汤⑥效验。

①杏苏散（《温病条辨》）

方歌：**杏苏枳桔二陈，前胡姜枣效灵。**

组成：杏仁　苏叶　枳壳　桔梗　半夏　陈皮　茯苓　甘草　前胡　生姜　大枣

②桑菊饮（《温病条辨》）

方歌：**风热咳嗽桑菊杏，翘薄甘桔芦根应。**

组成：桑叶　菊花　杏仁　连翘　薄荷　桔梗　甘草　芦根

③清金化痰汤（《医学统旨》）

方歌：**清金化痰用芩栀，桑皮二母麦冬施，蒌桔陈苓甘草入，肺热痰稠可服之。**

组成：黄芩　栀子　桑白皮　贝母　知母　麦冬　瓜蒌仁　桔梗　橘红　茯苓　甘草

④二陈汤（《太平惠民和剂局方》）

方歌：**二陈乌梅姜，半陈茯甘襄。**

组成：乌梅　生姜　半夏　陈皮　茯苓　甘草

⑤六君子汤（《太平惠民和剂局方》）

方歌：**《局方》六君子姜枣，参苓术草半陈好。**

组成：生姜　大枣　人参　茯苓　白术　炙甘草　半夏　陈皮

⑥沙参麦冬汤（《温病条辨》）

方歌：**《条辨》沙参麦冬汤，花粉扁豆玉草桑。**

组成：沙参　麦冬　天花粉　白扁豆　玉竹　甘草　桑叶

肺炎喘嗽

一、常证

常证邪气郁闭肺，风寒闭肺华盖①配，
风热闭肺清热痰，银翘散②合麻杏③对，
痰热五虎④葶苈泻⑤，毒热黄解⑥麻杏③随，
阴虚肺热沙麦汤⑦，肺脾气虚参五味⑧。

①华盖散（《太平惠民和剂局方》）

方歌：**华盖散三拗，苏茯陈桑草。**

组成：麻黄　杏仁　苏子　茯苓　陈皮　桑白皮　甘草

②银翘散（《温病条辨》）

方歌：**银翘竹豉牛蒡子，荆薄甘桔芦根齐。**

组成：金银花　连翘　竹叶　淡豆豉　牛蒡子　荆芥　薄荷　甘草　桔梗
芦根

③麻杏石甘汤（《伤寒论》）

方歌：**《伤寒》麻杏石甘汤，表寒肺热服之康。**

组成：麻黄　杏仁　石膏　炙甘草

④五虎汤（《仁斋直指方》）

方歌：**《仁斋直指》五虎汤，麻杏石甘细茶襄。**

组成：麻黄　杏仁　生石膏　甘草　细茶

⑤葶苈大枣泻肺汤（《金匮要略》）

方歌：**葶苈大枣泻肺汤，组成方名都一样。**

组成：葶苈子　大枣

⑥黄连解毒汤（《外台秘要》）

方歌：**黄连解毒汤，芩连柏栀襄。**

组成：黄芩　黄连　黄柏　栀子

⑦沙参麦冬汤（《温病条辨》）

方歌：**《条辨》沙参麦冬汤，花粉扁豆玉草桑。**

组成：沙参　麦冬　天花粉　白扁豆　玉竹　甘草　桑叶

⑧人参五味子汤（《幼幼集成》）

方歌：**人参五味子汤，生脉四君子襄。**

组成：人参　五味子　麦冬　白术　茯苓　甘草

二、变证

变证心阳虚衰型，参附龙牡救逆[①]灵，

邪陷厥阴清开息，牛黄清心[②]羚钩藤[③]。

①参附龙牡救逆汤（经验方）

方歌：**参附龙牡救逆汤，参附龙牡芍草襄。**

组成：人参　附子　龙骨　牡蛎　白芍　炙甘草

②牛黄清心丸（《痘疹世医心法》）

方歌：**牛黄清心郁朱砂，黄芩黄连山栀加。**

组成：牛黄　郁金　朱砂　黄芩　黄连　山栀（栀子）

③羚角钩藤汤（《通俗伤寒论》）

方歌：**羚角钩藤，桑菊茯神，生地芍草，竹茹贝好。**

组成：羚羊角（山羊角代）　钩藤　桑叶　菊花　茯神　生地黄　白芍
甘草　竹茹　川贝母

哮　喘

一、发作期

发作寒哮属肺系，小青龙汤[①]合三子[②]，

热哮苏葶[③]麻杏石[④]，外寒内热大青[⑤]息。

①小青龙汤（《伤寒杂病论》）

方歌：**小青龙汤麻桂芍，姜辛味半和甘草。**

组成：麻黄　桂枝　芍药　干姜　细辛　五味子　半夏　甘草

②三子养亲汤（《皆效方》）

方歌：**三子养亲汤，苏芥莱菔襄。**

组成：苏子　白芥子　莱菔子

③苏葶丸（《医宗金鉴》）

方歌：**《医宗金鉴》苏葶丸，苏子葶苈二药全。**

组成：苏子　葶苈子

④麻杏甘石汤（《伤寒论》）

方歌：**《伤寒》麻杏甘石汤，表寒肺热服之康。**

组成：麻黄　杏仁　石膏　炙甘草

⑤大青龙汤（《伤寒论》）

方歌：**《伤寒》大青龙汤好，麻杏甘石桂姜枣。**

组成：麻黄　杏仁　甘草　生石膏　桂枝　生姜　大枣

二、迁延期

气虚痰恋肺脾虚，射麻①人参五味子②，

肾虚痰恋喘息促，泻肺祛痰纳肾气，

偏于上盛苏降汤③，偏下都气④射麻①备。

①射干麻黄汤（《金匮要略》）

方歌：**射干麻黄汤，五味半菀姜，细辛枣冬花，寒痰凝聚光。**

组成：射干　麻黄　五味子　半夏　紫菀　生姜　细辛　大枣　款冬花

②人参五味子汤（《幼幼集成》）

方歌：**人参五味子汤，生脉四君子襄。**

组成：人参　五味子　麦冬　白术　茯苓　甘草

③苏子降气汤（《太平惠民和剂局方》）

方歌：**苏子降气桂前朴，二陈茯去归姜入。**

组成：苏子　肉桂　前胡　厚朴　半夏　陈皮　甘草　当归　生姜

④都气丸（《症因脉治》）

方歌：**《症因脉治》都气丸，六味地黄五味全。**

组成：熟地黄　山茱萸　山药　泽泻　茯苓　丹皮　五味子

三、缓解期

肺脾气虚益气固，人参五味①玉屏②助，

脾肾阳虚温摄纳，金匮肾气③加减服，

肺肾阴虚养阴纳，麦味地黄④河车入。

①人参五味子汤（《幼幼集成》）

方歌：**人参五味子汤，生脉四君子襄。**

组成：人参　五味子　麦冬　白术　茯苓　甘草

②玉屏风散（《究原方》）

方歌：**《究原方》中玉屏风，黄芪白术防风同。**

组成：黄芪　白术　防风

③金匮肾气丸（《金匮要略》）

方歌：**《金匮要略》肾气丸，桂附六味地黄全。**

组成：桂枝　附子　干地黄　山茱萸　山药　泽泻　茯苓　丹皮

④麦味地黄丸（《体仁汇编》）

方歌：**《体仁》麦味地黄丸，六地茯神易苓痊。**

组成：熟地黄　山茱萸　山药　泽泻　茯神　丹皮　麦冬　五味子

反复呼吸道感染

肺脾气虚补肺脾，健脾补肺玉屏[①]宜，

气阴两虚生脉散[②]，肺胃实热凉膈[③]祛。

①玉屏风散（《究原方》）

方歌：**《究原方》中玉屏风，黄芪白术防风同。**

组成：黄芪　白术　防风

②生脉散（饮）（《医学启源》）

方歌：**《启源》生脉散，参麦五味选。**

组成：人参　麦冬　五味子

③凉膈散（《太平惠民和剂局方》）

方歌：**《局方》凉膈硝黄草，栀芩翘薄竹蜜好。**

组成：芒硝　大黄　甘草　栀子　黄芩　连翘　薄荷　竹叶　白蜜

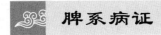 **脾系病证**

鹅口疮

心脾积热清心泻，清热泻脾散[1]退热，
虚火上浮滋阴降，知柏地黄[2]肉桂灭。

[1]清热泻脾散（《医宗金鉴》）
方歌：**清热泻脾栀芩连，石地赤苓灯心痊。**
组成：栀子　黄芩　黄连　石膏　生地黄　赤茯苓　灯心草
[2]知柏地黄丸（《医宗金鉴》）
方歌：**《金鉴》知柏地黄丸，六味地黄知柏全。**
组成：知母　黄柏　熟地黄　山茱萸　山药　泽泻　茯苓　丹皮

口　疮

风热乘脾银翘[1]加，心火泻心导赤[2]压，
脾胃积热凉膈散[3]，虚火上浮知柏[4]下。

[1]银翘散（《温病条辨》）
方歌：**银翘竹豉牛蒡子，荆薄甘桔芦根齐。**
组成：金银花　连翘　竹叶　淡豆豉　牛蒡子　荆芥　薄荷　甘草　桔梗
芦根
[2]泻心导赤散（《医宗金鉴》）
方歌：**《金鉴》泻心导赤散，生地木通连草选。**
组成：生地黄　木通　黄连　甘草
[3]凉膈散（《太平惠民和剂局方》）
方歌：**《局方》凉膈硝黄草，栀芩翘薄竹蜜好。**
组成：芒硝　大黄　甘草　栀子　黄芩　连翘　薄荷　竹叶　白蜜

④知柏地黄丸（《医宗金鉴》）

方歌：《金鉴》知柏地黄丸，六味地黄知柏痊。

组成：熟地黄　山茱萸　山药　泽泻　茯苓　丹皮　知母　黄柏

呕　吐

寒邪犯胃正气藿[①]，伤乳消乳[②]食保和[③]，

胃热气逆温胆连[④]，脾胃虚寒丁理[⑤]逐，

肝气犯胃解肝煎[⑥]，疏肝理气降逆和。

①藿香正气散（《太平惠民和剂局方》）

方歌：藿香正气散大腹，白芷紫苏术厚朴，二陈姜枣与桔梗，化浊和中表解除。

组成：藿香　大腹皮　白芷　紫苏　白术　厚朴　半夏曲　陈皮　茯苓
甘草　生姜　大枣　桔梗

②消乳丸（《证治准绳》）

方歌：《证治准绳》消乳丸，曲麦砂陈附草痊。

组成：神曲　麦芽　砂仁　陈皮　香附　甘草

③保和丸（《丹溪心法》）

方歌：保和山楂神曲妙，二陈草去菔子翘。

组成：山楂　神曲　半夏　陈皮　茯苓　莱菔子　连翘

④黄连温胆汤（《六因条辨》）

方歌：《六因》黄连温胆汤，二陈竹枳大枣姜。

组成：黄连　半夏　陈皮　茯苓　甘草　竹茹　枳实　大枣　生姜

⑤丁萸理中汤（《医宗金鉴》）

方歌：《金鉴》丁萸理中汤，理中茱萸和丁香。

组成：党参　干姜　白术　甘草　山茱萸　丁香

⑥解肝煎（《景岳全书》）

方歌：解肝苏叶半陈茯，白芍砂仁姜厚朴。

组成：苏叶　半夏　陈皮　茯苓　白芍　砂仁　生姜　厚朴

腹　痛

腹部中寒养脏汤^①，乳食香砂平胃^②帮，

胃肠结热大承气^③，脾胃虚寒温中上，

小建中汤^④合理中^⑤，气滞血瘀少逐汤^⑥。

①养脏汤（散）（《医宗金鉴》）

方歌：《医宗金鉴》养脏散，沉木丁芎归桂选。

组成：沉香　木香　丁香　川芎　当归　肉桂

②香砂平胃散（《医宗金鉴》）

方歌：《金鉴》香砂平胃散，楂曲麦芽枳芍添。

组成：木香　砂仁　苍术　陈皮　厚朴　甘草　山楂　神曲　麦芽　枳壳
白芍

③大承气汤（《伤寒论》）

方歌：大承气汤，枳朴硝黄。

组成：枳实　厚朴　芒硝　大黄

④小建中汤（《伤寒论》）

方歌：小建中汤《伤寒》方，桂芍甘姜枣饴糖。

组成：桂枝　芍药　炙甘草　生姜　大枣　饴糖

⑤理中汤（丸）（《伤寒论》）

方歌：《伤寒》理中汤，参姜术草襄。

组成：人参　干姜　白术　甘草

⑥少腹逐瘀汤（《医林改错》）

方歌：少逐归芍芎蒲五，桂茴姜延没药入。

组成：当归　赤芍　川芎　蒲黄　五灵脂　肉桂　小茴香　干姜　延胡索
没药

泄　泻

一、常证

湿热葛根芩连^①止，风寒藿香正气^②愈，

　　若伤食泻用保和③，脾虚参苓白术④祛，

　　脾肾阳虚温脾肾，附子理中⑤四神⑥宜。

①葛根芩连汤（《伤寒论》）

方歌：《伤寒》葛根芩连汤，葛根芩连炙草襄。

组成：葛根　黄芩　黄连　炙甘草

②藿香正气散（《太平惠民和剂局方》）

方歌：藿香正气散大腹，白芷紫苏术厚朴，二陈姜枣与桔梗，化浊和中表解除。

组成：藿香　大腹皮　白芷　紫苏　白术　厚朴　半夏曲　陈皮　茯苓　甘草　生姜　大枣　桔梗

③保和丸（《丹溪心法》）

方歌：保和山楂神曲妙，二陈草去菔子翘。

组成：山楂　神曲　半夏　陈皮　茯苓　莱菔子　连翘

④参苓白术散（《太平惠民和剂局方》）

方歌：参苓白术散甘草，扁山莲桔苡砂枣。

组成：人参　茯苓　白术　甘草　白扁豆　山药　莲子　桔梗　薏苡仁　砂仁　大枣

⑤附子理中汤（《太平惠民和剂局方》）

方歌：附子理中汤，理中附子襄。

组成：人参　干姜　白术　甘草　附子

⑥四神丸（《内科摘要》）

方歌：四神丸治五更泻，蔻吴补五姜枣捷。

组成：肉豆蔻　吴茱萸　补骨脂　五味子　生姜　大枣

二、变证

　　气阴两伤酸甘敛，人参乌梅汤①加减，

　　阴竭阳脱救逆固，参附龙牡②生脉散③。

①人参乌梅汤（《温病条辨》）

方歌：《条辨》人参乌梅汤，莲肉木瓜山草襄。

组成：人参　乌梅　莲子　木瓜　山药　炙甘草

②参附龙牡救逆汤（经验方）

方歌：**参附龙牡救逆汤，参附龙牡芍甘襄。**

组成：人参　附子　龙骨　牡蛎　白芍　炙甘草

③生脉散（饮）（《医学启源》）

方歌：**《启源》生脉散，参麦五味选。**

组成：人参　麦冬　五味子

便　秘

食积枳实导滞丸①，燥热便秘麻仁丸②，

气郁便秘用六磨③，气虚便秘黄芪汤④，

血虚肠燥润肠⑤结，阴虚增液⑥益胃⑦联。

①枳实导滞丸（《内外伤辨惑论》）

方歌：**枳实导滞泻心全，苓术泽泻神曲添。**

组成：枳实　黄芩　黄连　大黄　茯苓　白术　泽泻　神曲

②麻子仁丸（《伤寒论》）

方歌：**麻仁小承芍，杏仁治脾约。**

组成：麻子仁　芍药　枳实　大黄　厚朴　杏仁

③六磨饮（《证治准绳》）

方歌：**《证治准绳》六磨饮，沉木乌大枳槟请。**

组成：沉香　木香　乌药　大黄　枳壳　槟榔

④黄芪汤（《金匮翼》）

方歌：**黄芪汤治气虚秘，陈皮火麻与白蜜。**

组成：黄芪　陈皮　火麻仁　白蜜

⑤润肠丸（《沈氏尊生书》）

方歌：**润肠归地桃麻枳，养血滋阴润燥秘。**

组成：当归　生地黄　桃仁　火麻仁　枳壳

⑥增液汤（《温病条辨》）

方歌：**增液汤是《条辨》方，玄麦生地润燥良。**

组成：玄参　麦冬　生地黄

⑦益胃汤（《温病条辨》）

方歌：**《温病条辨》益胃汤，沙麦玉地和冰糖。**

组成：沙参　麦冬　玉竹　生地黄　冰糖

厌　食

脾失健运和脾胃，不换金正气散①对，

脾胃气虚异功散②，阴虚养胃增液③配，

肝脾不和逍遥散④，疏肝健脾助运随。

①不换金正气散（《太平惠民和剂局方》）

方歌：**不换金正气散，平胃散藿半选。**

组成：陈皮　厚朴　苍术　甘草　藿香　半夏

②异功散（《小儿药证直诀》）

方歌：**《药证直诀》异功散，四君子加陈皮全。**

组成：人参　茯苓　白术　甘草　陈皮

③养胃增液汤（经验方）

方歌：**养胃增液经验方，沙玉斛梅芍甘良。**

组成：沙参　玉竹　石斛　乌梅　芍药　甘草

④逍遥散（《太平惠民和剂局方》）

方歌：**逍遥散中柴归芍，炮姜薄荷苓术草。**

组成：柴胡　当归　白芍　薄荷　炮姜　茯苓　白术　甘草

积　滞

积滞乳食内积郁，乳积消乳①食保和②，

食积化热积实导③，脾虚夹积健脾④乐。

①消乳丸（《证治准绳》）

方歌：**《证治准绳》消乳丸，曲麦砂陈附草痊。**

组成：神曲　麦芽　砂仁　陈皮　香附　甘草

②保和丸（《丹溪心法》）

方歌：**保和山楂神曲妙，二陈草去蒺子翘。**

组成：山楂　神曲　半夏　陈皮　茯苓　莱菔子　连翘

③枳实导滞丸（《内外伤辨惑论》）

方歌：**枳实导滞泻心全，苓术泽泻神曲添。**

组成：枳实　黄芩　黄连　大黄　茯苓　白术　泽泻　神曲

④健脾丸（《医方集解》）

方歌：**《集解》健脾丸山楂，参术陈枳曲麦芽。**

组成：山楂　人参　白术　陈皮　枳实　神曲　麦芽

疳　证

一、常证

疳证常证疳气证，资生健脾丸[①]**助运，**

疳积证用肥儿丸[②]**，干疳补益八珍**[③]**进。**

①资生健脾丸（缪仲淳方）

方歌：**缪方资生健脾丸，泽泻白蔻楂芽连，藿香枳实枳壳曲，参苓白术去砂痊。**

组成：泽泻　白蔻　山楂　麦芽　黄连　藿香　枳实　枳壳　六神曲　党参　茯苓　白术　甘草　白扁豆　山药　莲子　桔梗　薏苡仁

②肥儿丸（《医宗金鉴》）

方歌：**肥儿四君焦三仙，连连使君芦荟痊。**

组成：人参　茯苓　白术　炙甘草　焦山楂　焦神曲　焦麦芽　胡黄连　黄连　使君子　芦荟

③八珍汤（《正体类要》）

方歌：**益气养血八珍汤，四君四物合成方。**

组成：当归　白芍　川芎　熟地黄　人参　白术　茯苓　炙甘草

二、兼证

眼疳脾病及肝显，石斛夜光[①]**羊肝丸**[②]**，**

口疳泻心导赤[③]**痊，疳肿防己**[④]**五苓散**[⑤]**。**

①石斛夜光丸（《原机启微》）——中成药

②羊肝丸（《审视瑶函》）——中成药

③泻心导赤散（《医宗金鉴》）

方歌：《金鉴》泻心导赤散，生地木通连草选。

组成：生地　木通　黄连　甘草

④防己黄芪汤（《金匮要略》）

方歌：防己黄芪草，白术生姜枣。

组成：防己　黄芪　甘草　白术　生姜　大枣

⑤五苓散（《伤寒论》）

方歌：《伤寒论》中五苓散，猪茯泽术桂枝选。

组成：猪苓　茯苓　泽泻　白术　桂枝

缺铁性贫血

脾虚当归①六君子②，心脾两虚归脾③宜，

肝肾阴虚左归丸④，脾肾阳虚右丸⑤齐。

①当归补血汤（《内外伤辨惑论》）

方歌：《惑论》当归补血汤，芪归五比一用量。

组成：黄芪　当归

②六君子汤（《太平惠民和剂局方》）

方歌：《局方》六君子姜枣，参苓术草半陈好。

组成：生姜　大枣　人参　茯苓　白术　炙甘草　半夏　陈皮

③归脾汤（《正体类要》）

方歌：归脾参芪术神草，龙酸木归远姜枣。

组成：人参　黄芪　白术　茯神　炙甘草　龙眼肉　酸枣仁　木香　当归　远志　生姜　大枣

④左归丸（《景岳全书》）

方歌：左丸三补枸菟丝，龟胶鹿胶川牛膝。

组成：熟地黄　山茱萸　山药　枸杞　菟丝子　龟甲胶　鹿角胶　川牛膝

⑤右归丸《景岳全书》

方歌：右丸三补鹿胶附，枸肉菟丝与归杜。

组成：熟地黄　山茱萸　山药　鹿角胶　制附子　枸杞　肉桂　菟丝子　当归　杜仲

心肝系病证

夜 啼

脾寒气滞散寒行，乌药散①合匀气②灵，

心经积热导赤散③，暴受惊恐远志④成。

①乌药散（《小儿药证直诀》）

方歌：**乌药散白芍，香附良姜好。**

组成：乌药　白芍　香附　高良姜

②匀气散（《医宗金鉴》）

方歌：**匀气香砂草，陈桔炮姜枣。**

组成：木香　砂仁　炙甘草　陈皮　桔梗　炮姜　大枣

③导赤散（《小儿药证直诀》）

方歌：**《药证直诀》导赤散，生地木通竹草选。**

组成：生地　木通　竹叶　甘草

④远志丸（《济生方》）

方歌：**《济生方》中远志丸，安神定志朱砂痊。**

组成：茯神　茯苓　龙齿　远志　石菖蒲　人参　朱砂

［注］安神定志丸：安神定志神苓，龙齿远志蒲人。

组成：茯神　茯苓　龙齿　姜远志　石菖蒲　人参

汗 证

表虚不固益气固，玉屏风散①牡蛎②助，

营卫不和和营卫，黄芪桂枝五物③服，

气阴亏虚生脉散④，脾热导赤⑤泻黄⑥除。

①玉屏风散（《究原方》）

方歌：**《究原方》中玉屏风，黄芪白术防风同。**

组成：黄芪　白术　防风

②牡蛎散（《太平惠民和剂局方》）

方歌：**牡蛎散方止汗甚，黄芪浮麦麻黄根。**

组成：煅牡蛎　黄芪　浮小麦　麻黄根

③黄芪桂枝五物汤（《金匮要略》）

方歌：**黄芪桂枝五物汤，白芍大枣与生姜。**

组成：黄芪　桂枝　白芍　大枣　生姜

④生脉散（饮）（《医学启源》）

方歌：**《启源》生脉散，参麦五味选。**

组成：人参　麦冬　五味子

⑤导赤散（《小儿药证直诀》）

方歌：**《药证直诀》导赤散，生地木通竹草选。**

组成：生地　木通　竹叶　甘草

⑥泻黄散（《小儿药证直诀》）

方歌：**泻黄散藿防，膏栀甘草尝。**

组成：藿香　防风　石膏　栀子　甘草

病毒性心肌炎

风热犯心银翘散①，湿热侵心中焦宣②，

气阴两虚生脉散③，心阳虚衰救逆敛，

参附龙牡救逆汤④，痰瘀失笑⑤蒌薤半⑥。

①银翘散（《温病条辨》）

方歌：**银翘竹豉牛蒡子，荆薄甘桔芦根齐。**

组成：金银花　连翘　竹叶　淡豆豉　牛蒡子　荆芥　薄荷　甘草　桔梗芦根

②中焦宣痹汤（《温病条辨》）

方歌：**中焦宣痹汤，宣痹去海姜。**

组成：杏仁　滑石　薏苡仁　连翘　栀子　半夏　防己　蚕沙　赤小豆

［注］宣痹汤：宣痹杏滑苡，翘栀半防己，蚕沙赤小豆，姜黄海桐皮。

组成：杏仁　滑石　薏苡仁　连翘　栀子　半夏　防己　蚕沙

　　赤小豆　姜黄　海桐皮

③生脉散（饮）（《医学启源》）

方歌：**《启源》生脉散，参麦五味选。**

组成：人参　麦冬　五味子

④参附龙牡救逆汤（经验方）

方歌：**参附龙牡救逆汤，参附龙牡芍甘襄。**

组成：人参　附子　龙骨　牡蛎　白芍　炙甘草

⑤失笑散（《太平惠民和剂局方》）

方歌：**化瘀通络失笑散，蒲黄灵脂定痛选。**

组成：生蒲黄　五灵脂

⑥栝蒌薤白半夏汤（《金匮要略》）

方歌：**栝蒌薤白半夏汤，白酒温通豁痰良。**

组成：栝蒌（瓜蒌）　薤白　半夏　白酒

注意缺陷多动障碍

　　　　肝肾阴虚杞菊地①，心脾两虚养心脾，
　　　　甘麦大枣②归脾汤③，痰火黄连温胆④祛，
　　　　心肝火旺烦易怒，安神定志灵⑤功宜。

①杞菊地黄丸（《医级》）

方歌：**《医级》杞菊地黄丸，六味地黄杞菊全。**

组成：熟地黄　山茱萸　山药　泽泻　茯苓　丹皮　枸杞　菊花

②甘麦大枣汤（《金匮要略》）

方歌：**甘麦大枣汤，方名组成方。**

组成：甘草　小麦　大枣

③归脾汤（《正体类要》）

方歌：**归脾参芪术神草，龙酸木归远姜枣。**

组成：人参　黄芪　白术　茯神　炙甘草　龙眼肉　酸枣仁　木香　当归　远志　生姜　大枣

④黄连温胆汤（《六因条辨》）

方歌：**《六因》黄连温胆汤，二陈茹枳大枣姜**

组成：黄连　半夏　陈皮　茯苓　甘草　竹茹　枳实　大枣　生姜

⑤安神定志灵（《儿童多动症临床治疗学》）

方歌：**安神定志灵，远菖金柴芩，龟甲钩益智，翘竺归决明。**

组成：远志　石菖蒲　广郁金　醋柴胡　黄芩　炙龟甲　钩藤　益智仁　连翘　天竺黄　当归　决明子

抽动障碍

抽动障碍息风止，外风引动银翘①息，

肝亢风动天钩饮②，痰火黄连温胆③治，

脾虚肝旺缓肝理④，阴虚风动定风⑤宜。

①银翘散（《温病条辨》）

方歌：**银翘竹豉牛蒡子，荆薄甘桔芦根齐。**

组成：金银花　连翘　竹叶　淡豆豉　牛蒡子　荆芥　薄荷　甘草　桔梗　芦根

②天麻钩藤饮（《杂病证治新义》）

方歌：**天钩石决杜膝寄，栀芩益交茯神宜。**

组成：天麻　钩藤　石决明　杜仲　怀牛膝　桑寄生　栀子　黄芩　益母草　夜交藤　茯神

③黄连温胆汤（《六因条辨》）

方歌：**《六因》黄连温胆汤，二陈茹枳大枣姜。**

组成：黄连　半夏　陈皮　茯苓　甘草　竹茹　枳实　大枣　生姜

④缓肝理脾汤（《医宗金鉴》）

方歌：**缓肝理脾异功良，桂芍扁山大枣姜。**

组成：人参　茯苓　白术　炙甘草　陈皮　桂枝　白芍　白扁豆　山药　大枣　煨姜

［注］异功散：《药证直诀》异功散，四君子加陈皮全。

　　　　组成：人参　茯苓　白术　炙甘草　陈皮

⑤大定风珠（《温病条辨》）

方歌：**大定风珠好，地芍阿麦草，麻仁鸡子黄，三甲五味良。**

组成：生地黄　白芍　阿胶　麦冬　炙甘草　火麻仁　鸡子黄　生龟甲

生鳖甲　生牡蛎　五味子

惊　风

一、急惊风

外感风热银翘①宁，温热疫毒羚钩藤②，

暑湿疫毒清瘟败③，湿热白头④连解⑤成，

暴受惊恐镇惊安，抱龙⑥朱砂安神⑦应。

①银翘散（《温病条辨》）

方歌：**银翘竹豉牛蒡子，荆薄甘桔芦根齐。**

组成：金银花　连翘　竹叶　淡豆豉　牛蒡子　荆芥　薄荷　甘草　桔梗芦根

②羚角钩藤汤（《通俗伤寒论》）

方歌：**羚角钩藤，桑菊茯神，生地芍草，竹茹贝好。**

组成：羚羊角（山羊角代）　钩藤　桑叶　菊花　茯神　生地黄　芍药甘草　鲜竹茹　川贝母

③清瘟败毒饮（《疫疹一得》）

方歌：**清瘟败毒饮，连翘化斑顶，黄连解毒汤，无柏又无粳，犀角地黄汤，竹叶桔梗请。**

组成：鲜竹叶　桔梗　犀角（水牛角代）　生石膏　玄参　知母　甘草黄连　黄芩　栀子　连翘　丹皮　生地黄　赤芍

［注］化斑汤：白虎汤加犀角（水牛角代）、玄参。

白虎汤：《伤寒》白虎汤，石知甘粳裹。

组成：生石膏、知母、甘草、粳米

④白头翁汤（《伤寒论》）

方歌：**白头翁汤，秦柏连裹。**

组成：白头翁　秦皮　黄柏　黄连

⑤黄连解毒汤（《外台秘要》）

方歌：**黄连解毒汤，芩连柏栀裹。**

组成：黄芩　黄连　黄柏　栀子

⑥琥珀抱龙丸（《活幼心书》）——中成药

方歌：**琥珀抱龙丸，参苓草星檀，枳壳枳实朱，竹黄牛黄山。**

组成：琥珀　党参　茯苓　甘草　胆南星　檀香　枳壳　枳实　朱砂　竹黄　牛黄　山药

⑦朱砂安神丸（《内外伤辨惑论》）

方歌：**朱砂安神丸，归地草连全。**

组成：朱砂　当归　生地黄　炙甘草　黄连

二、慢惊风

脾虚肝旺缓肝理[①]，脾肾阳虚温补宜，

《活幼心书》固真汤[②]，阴虚风动定风[③]息。

①缓肝理脾汤（《医宗金鉴》）

方歌：**缓肝理脾异功良，桂芍扁山大枣姜。**

组成：人参　茯苓　白术　炙甘草　陈皮　桂枝　白芍　白扁豆　山药　大枣　煨姜

②固真汤（《活幼心书》）

方歌：**固真汤桂附，四君芪山助。**

组成：肉桂　附子　人参　茯苓　白术　炙甘草　黄芪　山药

［注］四君子汤：人参　茯苓　白术　炙甘草

③大定风珠（《温病条辨》）

方歌：**大定风珠好，地芍阿麦草，麻仁鸡子黄，三甲五味良。**

组成：生地黄　白芍　阿胶　麦冬　炙甘草　火麻仁　鸡子黄　生龟甲　生鳖甲　生牡蛎　五味子

癫　痫

惊痫安神镇惊丸[①]，痰痫豁痰涤痰[②]痉，

瘀痫通窍活血汤[③]，风痫止痉定痫丸[④]，

虚痫久病伤于肾，补肾河车八味丸[⑤]。

①镇惊丸（《证治准绳》）

方歌：**参草神苓枳星硼，麝牙朱蚕蝎附用。**

组成：人参　甘草　茯神　枳壳　白茯苓　制南星　硼砂　麝香　牙硝　朱砂　僵蚕　全蝎　白附子

②涤痰汤（《奇效良方》）

方歌：**涤痰汤出《奇效方》，南菖人枣温胆汤。**

组成：制南星　石菖蒲　人参　竹茹　枳实　甘草　大枣　制半夏　橘红　茯苓　生姜

③通窍活血汤（《医林改错》）

方歌：**通窍活血桃红芎，赤酒麝香枣姜葱。**

组成：桃仁　红花　川芎　赤芍　黄酒　麝香　大枣　鲜姜　老葱

④定痫丸（《医学心悟》）

方歌：**定痫天麻半陈，丹麦远菖星神，辰沥灯心苓姜，川贝蚕蝎琥宁。**

组成：天麻　半夏　陈皮　丹参　麦冬　远志　石菖蒲　胆南星　茯神　辰砂（朱砂）　竹沥　灯心草　茯苓　生姜　川贝母　僵蚕　全蝎　琥珀

⑤河车八味丸（《幼幼集成》）

方歌：**河车八味去萸肉，麦味鹿茸大枣凑。**

组成：紫河车　肉桂　附子　熟地黄　山药　泽泻　茯苓　丹皮　麦冬　五味子　鹿茸　大枣

［注］八味地黄丸：肉桂　附子　熟地黄　山茱萸　山药　泽泻　茯苓　丹皮

肾系病证

肾病综合征

一、本证

肺脾气虚益气健，防己黄芪①五苓②选，

脾肾阳虚温脾肾，芪桂五物③真武④显，

肝肾阴虚滋肝肾，知柏地黄⑤女贞旱，

气阴两虚益气阴，六味地黄⑥参芪赞。

①防己黄芪汤（《金匮要略》）

方歌：**防己黄芪草，白术生姜枣。**

组成：防己　黄芪　甘草　白术　生姜　大枣

②五苓散（《伤寒论》）

方歌：**《伤寒论》中五苓散，猪茯泽术桂枝选。**

组成：猪苓　茯苓　泽泻　白术　桂枝

③黄芪桂枝五物汤（《金匮要略》）

方歌：**黄芪桂枝五物汤，白芍大枣与生姜。**

组成：黄芪　桂枝　白芍　大枣　生姜

④真武汤（《伤寒论》）

方歌：**《伤寒》真武汤，苓芍附术姜。**

组成：茯苓　白芍　炮附子　白术　生姜

⑤知柏地黄丸（《医宗金鉴》）

方歌：**《金鉴》知柏地黄丸，六味地黄知柏全。**

组成：知母　黄柏　熟地黄　山茱萸　山药　泽泻　茯苓　丹皮

⑥六味地黄丸（《小儿药证直诀》）

方歌：**《直诀》六味地黄丸，地萸山和泽茯丹。**

组成：熟地黄　山茱萸　山药　泽泻　茯苓　丹皮

二、标证

外感风邪宣肺邪，荆防^①风寒银翘^②热，

都加猪茯泽车前，水湿健脾逐水协，

防己黄芪^③己椒苈^④，湿热上中下焦别，

上焦五味消毒饮^⑤，中焦甘露消毒^⑥得，

下焦湿热八正散^⑦，桃红四物^⑧治瘀血，

湿浊利湿降浊法，温胆^⑨加减降呕逆。

①荆防败毒散（《摄生众妙方》）

方歌：**荆防败毒，二活二胡，枳壳桔芎，甘草苓入。**

组成：荆芥　防风　羌活　独活　前胡　柴胡　枳壳　桔梗　川芎　甘草　茯苓

②银翘散（《温病条辨》）

方歌：**银翘竹豉牛蒡子，荆薄甘桔芦根齐。**

组成：金银花　连翘　竹叶　淡豆豉　牛蒡子　荆芥　薄荷　甘草　桔梗　芦根

③防己黄芪汤（《金匮要略》）

方歌：**防己黄芪草，白术生姜枣。**

组成：防己　黄芪　甘草　白术　生姜　大枣

④己椒苈黄丸（《金匮要略》）

方歌：**《金匮》己椒苈黄丸，己椒葶苈大黄痊。**

组成：防己　椒目　葶苈子　大黄

⑤五味消毒饮（《医宗金鉴》）

方歌：**五味消毒紫地丁，银菊天葵蒲公英。**

组成：紫花地丁　金银花　野菊花　紫背天葵　蒲公英

⑥甘露消毒丹（《医效秘传》）

方歌：**甘露消毒丹，藿蒲芩射干，白蔻通贝母，茵滑翘薄专。**

组成：藿香　石菖蒲　黄芩　射干　白豆蔻　木通　贝母　绵茵陈　滑石　连翘　薄荷

⑦八正散（《太平惠民和剂局方》）

方歌：**八正车木瞿萹蓄，滑甘栀大灯心利。**

组成：车前子　木通　瞿麦　萹蓄　滑石　甘草　栀子　大黄　灯心草

⑧桃红四物汤（《医宗金鉴》）

方歌：**桃红四物汤，地归芍芎襄。**

组成：桃仁　红花　当归　熟地黄　白芍　川芎

⑨温胆汤（《三因极一病证方论》）

方歌：**《三因极一》温胆汤，二陈竹枳大枣姜。**

组成：半夏　陈皮　茯苓　炙甘草　竹茹　枳实　大枣　生姜

急性肾小球肾炎

一、急性期

（一）常证

风水相搏疏宣利，麻翘小豆①五苓②祛，

湿热内侵清利湿，五味消毒③小蓟④愈。

①麻黄连翘赤小豆汤（《伤寒论》）

方歌：**麻黄连翘小豆汤，杏仁桑皮草枣姜。**

组成：麻黄　连翘　赤小豆　杏仁　桑白皮　甘草　大枣　生姜

②五苓散（《伤寒论》）

方歌：**《伤寒论》中五苓散，猪茯泽术桂枝选。**

组成：猪苓　茯苓　泽泻　白术　桂枝

③五味消毒饮（《医宗金鉴》）

方歌：**五味消毒紫地丁，银菊天葵蒲公英。**

组成：紫花地丁　金银花　野菊花　紫背天葵　蒲公英

④小蓟饮子（《济生方》）

方歌：**小蓟饮子栀蒲黄，滑藕当归导赤良。**

组成：小蓟　栀子　炒蒲黄　滑石　藕节　当归　生地黄　木通　甘草　竹叶

（二）变证

邪陷心肝平肝清，龙胆泻肝①羚钩藤②，

水凌心肺温泻逐，参附③己椒苈黄④迎，

水毒内闭通泄解，温胆⑤附子泻心⑥能。

①龙胆泻肝汤（《医方集解》）

方歌：**龙芩栀泽与木通，车归柴草生地用。**

组成：龙胆草　黄芩　栀子　泽泻　木通　车前子　当归　柴胡　生甘草
生地黄

②羚角钩藤汤（《通俗伤寒论》）

方歌：**羚角钩藤，桑菊茯神，生地芍草，竹茹贝好。**

组成：羚羊角（山羊角代）　钩藤　桑叶　菊花　茯神　生地黄　芍药
甘草　鲜竹茹　川贝母

③参附汤（《济生续方》）

方歌：**《济生续方》参附汤，人参附子构成方。**

组成：人参　附子

④己椒苈黄丸（《金匮要略》）

方歌：**《金匮》己椒苈黄丸，己椒葶苈大黄痊。**

组成：防己　椒目　葶苈子　大黄

⑤温胆汤（《三因极一病证方论》）

方歌：**《三因极一》温胆汤，二陈竹枳大枣姜。**

组成：半夏　陈皮　茯苓　炙甘草　竹茹　枳实　大枣　生姜

⑥附子泻心汤（《伤寒论》）

方歌：**《伤寒》附子泻心汤，泻心附子组成方。**

组成：黄芩　黄连　大黄　附子

二、恢复期

阴虚邪恋滋补清，知柏地黄①二至②进，

气虚邪恋化浊健，参苓白术散③效灵。

①知柏地黄丸（《医宗金鉴》）

方歌：**《金鉴》知柏地黄丸，六味地黄知柏全。**

组成：知母　黄柏　熟地黄　山茱萸　山药　泽泻　茯苓　丹皮

②二至丸（《医方集解》）

方歌：**《集解》二至丸，旱莲女贞全。**

组成：墨旱莲　女贞子

③参苓白术散（《太平惠民和剂局方》）

方歌：**参苓白术散甘草，扁山莲桔苡砂枣。**

组成：人参　茯苓　白术　甘草　白扁豆　山药　莲子　桔梗　薏苡仁　砂仁　大枣

尿　频

湿热下注八正散①，脾肾参苓②缩泉丸③，

阴虚内热知柏地④，湿热留恋虚实辨。

①八正散（《太平惠民和剂局方》）

方歌：**八正车木瞿萹蓄，滑甘栀大灯心利。**

组成：车前子　木通　瞿麦　萹蓄　滑石　甘草　栀子　大黄　灯心草

②参苓白术散（《太平惠民和剂局方》）

方歌：**参苓白术散甘草，扁山莲桔苡砂枣。**

组成：人参　茯苓　白术　甘草　白扁豆　山药　莲子　桔梗　薏苡仁　砂仁　大枣

③缩泉丸（《魏氏家藏方》）

方歌：**《魏氏藏方》缩泉丸，乌药益智山药痊。**

组成：台乌药　益智仁　山药

④知柏地黄丸（《医宗金鉴》）

方歌：**《金鉴》知柏地黄丸，六味地黄知柏全。**

组成：知母　黄柏　熟地黄　山茱萸　山药　泽泻　茯苓　丹皮

遗　尿

下元虚寒蛸①菟丝②，肺脾气虚补肺脾，

缩泉丸③合补中汤④，心肾失交清心滋，

交泰丸⑤合导赤散⑥，肝经湿热龙胆⑦利。

①桑螵蛸散（《本草衍义》）

方歌：**桑螵蛸散用龟板，安神定志苓不管。**

组成：桑螵蛸　龟板（龟甲）　茯神　龙齿　远志　石菖蒲　人参

②菟丝子散（《太平圣惠方》）

方歌：**菟丝子散味鸡金，附子牡蛎苁蓉行。**

组成：菟丝子　五味子　鸡内金　附子　牡蛎　肉苁蓉

③缩泉丸（《魏氏家藏方》）

方歌：**《魏氏藏方》缩泉丸，乌药益智山药痊。**

组成：台乌药　益智仁　山药

④补中益气汤（《内外伤辨惑论》）

方歌：**补中参芪术草益，升柴当归和陈皮。**

组成：人参　黄芪　白术　炙甘草　升麻　柴胡　当归身　陈皮

⑤交泰丸（《韩氏医通》）

方歌：**交泰丸，连桂全。**

组成：黄连　肉桂

⑥导赤散（《小儿药证直诀》）

方歌：**《药证直诀》导赤散，生地木通竹草选。**

组成：生地黄　木通　竹叶　甘草

⑦龙胆泻肝汤（《太平惠民和剂局方》）

方歌：**龙芩栀泽与木通，车归柴草生地用。**

组成：龙胆草　黄芩　栀子　泽泻　木通　车前子　当归　柴胡　生甘草　生地黄

五迟、五软

肝肾不足填精髓，《直诀》六味地黄①配，

心脾调元散②蒲丸③，痰瘀二陈④通窍⑤擂。

①六味地黄丸（《小儿药证直诀》）

方歌：**《直诀》六味地黄丸，地萸山和泽茯丹。**

组成：熟地黄　山茱萸　山药　泽泻　茯苓　丹皮

②调元散（《活幼心书》）

方歌：**调元散八珍，芪菖山茯神。**

组成：人参　茯苓　白术　甘草　熟地黄　当归　白芍　川芎　黄芪

石菖蒲　山药　茯神

③菖蒲丸（《医宗金鉴》）

方歌：**菖蒲丸麦远人参，归芎乳香朱砂承。**

组成：石菖蒲　麦门冬　远志　人参　当归　川芎　乳香　朱砂

④二陈汤（《太平惠民和剂局方》）

方歌：**二陈乌梅姜，半陈茯甘襄。**

组成：乌梅　生姜　半夏　陈皮　茯苓　甘草

⑤通窍活血汤（《医林改错》）

方歌：**通窍活血桃红芎，赤酒麝香枣姜葱。**

组成：桃仁　红花　川芎　赤芍　黄酒　麝香　大枣　鲜姜　老葱

性早熟

早熟阴虚肝郁痰，阴虚火旺知柏地①，

肝郁化火丹逍散②，痰湿壅滞二陈③祛。

①知柏地黄丸（《医宗金鉴》）

方歌：**《金鉴》知柏地黄丸，六味地黄知柏全。**

组成：知母　黄柏　熟地黄　山茱萸　山药　泽泻　茯苓　丹皮

②丹栀逍遥散（《内科摘要》）

方歌：**丹栀逍遥散，逍遥丹栀全。**

组成：柴胡　当归　芍药　茯苓　白术　炮姜　薄荷　甘草　丹皮
栀子

③二陈汤（《太平惠民和剂局方》）

方歌：**二陈乌梅姜，半陈茯甘襄。**

组成：乌梅　生姜　半夏　陈皮　茯苓　甘草

传染病

麻 疹

一、顺证

邪犯肺卫疹前期，辛凉宣透银翘①宜，

邪炽肺脾出疹期，清解透表汤②毒祛，

肺胃阴伤疹回期，沙参麦冬汤③治愈。

①银翘散（《温病条辨》）

方歌：**银翘竹豉牛蒡子，荆薄甘桔芦根齐。**

组成：金银花 连翘 竹叶 淡豆豉 牛蒡子 荆芥 薄荷 甘草 桔梗 芦根

②清解透表汤（经验方）

方歌：**清解透表汤，银翘菊花桑，蝉紫西河柳，升葛草牛蒡。**

组成：金银花 连翘 菊花 桑叶 蝉蜕 紫草根 西河柳 升麻 葛根 甘草 牛蒡子

③沙参麦冬汤（《温病条辨》）

方歌：**《条辨》沙参麦冬汤，花粉扁豆玉草桑。**

组成：沙参 麦冬 天花粉 白扁豆 玉竹 甘草 桑叶

二、逆证

邪毒闭肺宣肺开，麻杏甘石①虎芩拽，

邪毒攻喉解毒利，清咽下痰汤②效快，

邪陷心肝清心息，羚角钩藤汤③息派。

①麻杏石甘汤（《伤寒论》）

方歌：**《伤寒》麻杏石甘汤，表寒肺热服之康。**

组成：麻黄 杏仁 石膏 炙甘草

②清咽下痰汤（经验方）

方歌：**清咽下痰玄甘桔，牛荆贝蒌兜铃射。**

组成：玄参　甘草　桔梗　牛蒡子　荆芥　贝母　瓜蒌　马兜铃　射干

③羚角钩藤汤（《通俗伤寒论》）

方歌：**羚角钩藤，桑菊茯神，生地芍草，竹茹贝好。**

组成：羚羊角（山羊角代）　钩藤　桑叶　菊花　茯神　生地黄　芍药
甘草　鲜竹茹　川贝母

附：幼儿急疹

奶麻邪郁肌表证，透表散热银翘①**应，**

毒透肌肤清热生，透疹凉解②**生津润。**

①银翘散（《温病条辨》）

方歌：**银翘竹豉牛蒡子，荆薄甘桔芦根齐。**

组成：金银花　连翘　竹叶　淡豆豉　牛蒡子　荆芥　薄荷　甘草　桔梗
芦根

②透疹凉解汤（经验方）

方歌：**透疹凉解桑菊蝉，翘薄赤丁牛红连。**

组成：桑叶　菊花　蝉蜕　连翘　薄荷　赤芍　紫花地丁　牛蒡子　藏
红花　黄连

风　疹

风疹邪犯肺卫证，疏风解热银翘①**行，**

邪炽气营清气营，透疹凉解汤②**功成。**

①银翘散（《温病条辨》）

方歌：**银翘竹豉牛蒡子，荆薄甘桔芦根齐。**

组成：金银花　连翘　竹叶　淡豆豉　牛蒡子　荆芥　薄荷　甘草　桔梗
芦根

②透疹凉解汤（经验方）

方歌：**透疹凉解桑菊蝉，翘薄赤丁牛红连。**

组成：桑叶 菊花 蝉蜕 连翘 薄荷 赤芍 紫花地丁 牛蒡子 藏红花 黄连

猩红热

邪侵肺卫疹前期，辛凉宣透银翘①宜，

毒炽气营出疹期，凉营清气②解营气，

肺胃阴伤恢复期，沙参麦冬③养阴滋。

①银翘散（《温病条辨》）

方歌：**银翘竹豉牛蒡子，荆薄甘桔芦根齐。**

组成：金银花 连翘 竹叶 淡豆豉 牛蒡子 荆芥 薄荷 甘草 桔梗 芦根

②凉营清气汤（《喉痧症治概要》）

方歌：**牛地赤丹玄，翘薄膏栀连，茅芦草竹叶，石斛金汁痊。**

组成：水牛角 生地黄 赤芍 丹皮 玄参 连翘 薄荷 石膏 栀子 黄连 白茅根 芦根 甘草 竹叶 鲜石斛 金汁

③沙参麦冬汤（《温病条辨》）

方歌：**《条辨》沙参麦冬汤，花粉扁豆玉草桑。**

组成：沙参 麦冬 天花粉 白扁豆 玉竹 甘草 桑叶

水 痘

一、常证

邪伤肺卫清热利，银翘①车蒲和六一②，

邪炽气营解毒化，清胃解毒汤③适宜。

①银翘散（《温病条辨》）

方歌：**银翘竹豉牛蒡子，荆薄甘桔芦根齐。**

组成：金银花 连翘 竹叶 淡豆豉 牛蒡子 荆芥 薄荷 甘草 桔梗 芦根

②六一散（《伤寒标本》）

方歌：**滑石甘草六一散，清暑利湿首当选。**

组成：滑石　甘草

③清胃解毒汤（《痘疹传心录》）

方歌：**清胃解毒连翘花，连地归升丹赤加。**

组成：连翘　天花粉　黄连　生地黄　当归　升麻　丹皮　赤芍

二、变证

（在邪炽气营证基础上出现以下证候）

邪陷心肝清解开，清瘟败毒饮①热败，

邪毒闭肺清热化，麻杏石甘②苏葶偕。

①清瘟败毒饮（《疫疹一得》）

方歌：**清瘟败毒饮，连翘化斑顶，黄连解毒汤，无柏又无梗，犀角地黄汤，竹叶桔梗请。**

组成：鲜竹叶　桔梗　犀角（水牛角代）　生石膏　玄参　知母　甘草　黄连　黄芩　栀子　连翘　丹皮　生地黄　赤芍

②麻杏石甘汤（《伤寒论》）

方歌：**《伤寒》麻杏石甘汤，表寒肺热服之康。**

组成：麻黄　杏仁　石膏　炙甘草

手足口病

一、常证

风热外侵甘露消①，湿热蒸盛清瘟②疗。

①甘露消毒丹（《医效秘传》）

方歌：**甘露消毒丹，藿蒲芩射干，白蔻通贝母，茵滑翘薄专。**

组成：藿香　石菖蒲　黄芩　射干　白豆蔻　木通　贝母　绵茵陈　滑石　连翘　薄荷

②清瘟败毒饮（《疫疹一得》）

方歌：**清瘟败毒饮，连翘化斑顶，黄连解毒汤，无柏又无梗，犀角地黄**

汤，竹叶桔梗请。

组成：鲜竹叶　桔梗　犀角（水牛角代）　生石膏　玄参　知母　甘草　黄连　黄芩　栀子　连翘　丹皮　生地黄　赤芍

二、变证

邪陷厥阴心与肝，安宫①紫雪②细分辨，

心悸胸闷气短者，治参病毒心肌炎，

邪伤心肺温阳泻，己椒苈黄③参附④荐，

变证病情危急时，参西抢救增效验。

①安宫牛黄丸——中成药

②紫雪丹——中成药

③己椒苈黄丸（《金匮要略》）

方歌：《金匮》己椒苈黄丸，己椒葶苈大黄痊。

组成：防己　椒目　葶苈子　大黄

④参附汤（《济生续方》）

方歌：《济生续方》参附汤，人参附子构成方。

组成：人参　附子

流行性腮腺炎

一、常证

温毒外袭疏清散，柴胡葛根①加减办，

热毒壅盛清解结，普济消毒饮②加减。

①柴胡葛根汤（《外科正宗》）

方歌：柴胡葛根芩桔翘，花粉牛蒡草升膏。

组成：柴胡　葛根　黄芩　桔梗　连翘　天花粉　牛蒡子　甘草　升麻　石膏

②普济消毒饮（《景岳全书》）

方歌：牛马板玄连翘甘，橘桔芩连柴升蚕。

组成：牛蒡子　马勃　板蓝根　玄参　连翘　甘草　橘红　桔梗　黄芩

黄连　柴胡　升麻　僵蚕

二、变证

邪陷心肝清解息，清瘟败毒①加减愈，

毒窜睾腹清泻活，龙胆泻肝②裁青皮。

①清瘟败毒饮（《疫疹一得》）

方歌：**清瘟败毒饮，连翘化斑顶，黄连解毒汤，无柏又无梗，犀角地黄汤，竹叶桔梗请。**

组成：鲜竹叶　桔梗　犀角（水牛角代）　生石膏　玄参　知母　甘草　黄连　黄芩　栀子　连翘　丹皮　生地黄　赤芍

②龙胆泻肝汤（《医方集解》）

方歌：**龙芩栀泽与木通，车归柴草生地用。**

组成：龙胆草　黄芩　栀子　泽泻　木通　车前子　当归　柴胡　生甘草　生地黄

病毒性脑炎

邪犯卫气疏解清，银翘散①合白虎②成，

邪炽气营清凉解，清瘟败毒③显功能，

邪入营血凉开息，犀角地黄④增液⑤宁。

邪恋正虚热未尽，青蒿鳖甲汤⑥清行，

痰浊蒙窍涤痰汤⑦，内风定风⑧止痉⑨平。

①银翘散（《温病条辨》）

方歌：**银翘竹豉牛蒡子，荆薄甘桔芦根齐。**

组成：金银花　连翘　竹叶　淡豆豉　牛蒡子　荆芥　薄荷　甘草　桔梗　芦根

②白虎汤（《伤寒论》）

方歌：**《伤寒》白虎汤，石知甘粳襄。**

组成：生石膏　知母　甘草　粳米

③清瘟败毒饮（《疫疹一得》）

方歌：**清瘟败毒饮，连翘化斑顶，黄连解毒汤，无柏又无梗，犀角地黄汤，竹叶桔梗请。**

组成：鲜竹叶　桔梗　犀角（水牛角代）　生石膏　玄参　知母　甘草　黄连　黄芩　栀子　连翘　丹皮　生地黄　赤芍

④犀角地黄汤（《备急千金要方》）

方歌：**犀角地黄汤，芍药丹皮裹。**

组成：犀角（水牛角代）　生地黄　芍药　丹皮

⑤增液汤（《温病条辨》）

方歌：**增液汤是《条辨》方，玄麦生地润燥良。**

组成：玄参　麦冬　生地黄

⑥青蒿鳖甲汤（《温病条辨》）

方歌：**《条辨》青蒿鳖甲汤，蒿鳖地知丹皮裹。**

组成：青蒿　鳖甲　生地黄　知母　丹皮

⑦涤痰汤（《奇效良方》）

方歌：**涤痰汤出《奇效方》，南菖人枣温胆汤。**

组成：制南星　石菖蒲　人参　竹茹　枳实　甘草　大枣　生姜　茯苓　制半夏　橘红

⑧大定风珠（《温病条辨》）

方歌：**大定风珠好，地芍阿麦草，麻仁鸡子黄，三甲五味良。**

组成：生地黄　白芍　阿胶　麦冬　炙甘草　火麻仁　鸡子黄　生龟甲　生鳖甲　生牡蛎　五味子

⑨止痉散（经验方）

方歌：**验方止痉散，蝎蜈天麻蚕。**

组成：全蝎　蜈蚣　天麻　僵蚕

百日咳

邪犯肺卫初咳期，疏风宣肺桑菊①愈，
痰火阻肺痉咳期，葶苈大枣②桑白皮③，
气阴耗伤恢复期，人参五味④沙麦⑤宜。

①桑菊饮（《温病条辨》）

方歌：**风热咳嗽桑菊杏，连薄桔甘芦根应。**

组成：桑叶　菊花　杏仁　连翘　薄荷　桔梗　甘草　芦根

②葶苈大枣泻肺汤（《金匮要略》）

方歌：**葶苈大枣泻肺汤，组成方名都一样。**

组成：葶苈子　大枣

③桑白皮汤（《景岳全书》）

方歌：**桑白皮汤芩连栀，杏仁贝母半苏子。**

组成：桑白皮　黄芩　黄连　栀子　杏仁　贝母　半夏　苏子

④人参五味子汤（《幼幼集成》）

方歌：**人参五味子汤，生脉四君子襄。**

组成：人参　五味子　麦冬　白术　茯苓　甘草

⑤沙参麦冬汤（《温病条辨》）

方歌：**《条辨》沙参麦冬汤，花粉扁豆玉草桑。**

组成：沙参　麦冬　天花粉　白扁豆　玉竹　甘草　桑叶

寄生虫病

蛔虫病

肠虫证有脐腹疼，驱蛔杀虫使君①宁，

蛔厥证用安蛔定，首选乌梅丸②执行，

虫瘕证急通下蛔，驱蛔承气汤③效灵。

①使君子散（经验方）

方歌：**使君子散驱虫用，苦楝吴萸甘草同。**

组成：使君子　苦楝子　吴茱萸　甘草

②乌梅丸（《伤寒论》）

方歌：**乌梅丸细归桂附，椒姜柏连人参助。**

组成：乌梅　细辛　当归　桂枝　附子　蜀椒　干姜　黄柏　黄连
人参

③驱蛔承气汤（《急腹症方药新解》）

方歌：**《急腹》驱蛔承气汤，大承榔君苦楝畅。**

组成：大黄　芒硝　枳实　厚朴　槟榔　使君子　苦楝子

蛲虫病

虫扰魄门驱虫粉①，脾虚驱虫①合参苓②。

①驱虫粉（经验方）

方歌：**（验方）驱虫粉，使君大黄成。**

组成：使君子　大黄

[注] 使君子粉、大黄粉以 8:1 比例混合。每次剂量为 0.3 g×（年龄 +1）。
1 日 3 次，饭前 1 小时吞服，每日总量不超过 12 g，疗程 7 天。此后每周服
1~2 次，持续 2~3 周，可防止再次感染。

②参苓白术散（《太平惠民和剂局方》）

方歌：**参苓白术散甘草，扁山莲桔苡砂枣。**

组成：人参　茯苓　白术　甘草　白扁豆　山药　莲子　桔梗　薏苡仁　砂仁　大枣

其他病证

发　热

外感风热银翘散^①，温热炽盛清瘟^②减，

胃肠积热大承气^③，邪郁少阳小柴^④免。

①银翘散（《温病条辨》）

方歌：**银翘竹豉牛蒡子，荆薄甘桔芦根齐。**

组成：金银花　连翘　竹叶　淡豆豉　牛蒡子　荆芥　薄荷　甘草　桔梗　芦根

②清瘟败毒饮（《疫疹一得》）

方歌：**清瘟败毒饮，连翘化斑顶，黄连解毒汤，无柏又无粳，犀角地黄汤，竹叶桔梗请。**

组成：鲜竹叶　桔梗　犀角（水牛角代）　生石膏　玄参　知母　甘草　黄连　黄芩　栀子　连翘　丹皮　生地黄　赤芍

③大承气汤（《伤寒论》）

方歌：**《伤寒》大承气，厚枳硝黄宜。**

组成：厚朴　枳实　芒硝　大黄

④小柴胡汤（《伤寒论》）

方歌：**和解少阳小柴胡，芩参半甘姜枣入。**

组成：柴胡　黄芩　人参　半夏　甘草　生姜　大枣

夏季热

暑伤肺胃清热暑，王氏清暑益气^①著，

上盛下虚温肾清，温下清上汤^②留步。

①王氏清暑益气汤（《温热经纬》）

方歌：**清暑益气连麦，洋参石斛竹叶，荷梗甘草粳米，知母瓜翠解热。**

组成：黄连　麦冬　西洋参　石斛　竹叶　荷梗　甘草　粳米　知母　西瓜翠衣

②温下清上汤（经验方）

方歌：**温下清上附连磁，菟蛸须盆蛤花脂。**

组成：附子　黄连　磁石　菟丝子　桑螵蛸　莲须　覆盆子　蛤壳　天花粉　补骨脂

传染性单核细胞增多症

邪郁肺胃银翘①祛，气营两燔凉营气，
清瘟败毒饮②加减，正虚邪恋蒿鳖③利。

①银翘散（《温病条辨》）

方歌：**银翘竹豉牛蒡子，荆薄甘桔芦根齐。**

组成：金银花　连翘　竹叶　淡豆豉　牛蒡子　荆芥　薄荷　甘草　桔梗　芦根

②清瘟败毒饮（《疫疹一得》）

方歌：**清瘟败毒饮，连翘化斑顶，黄连解毒汤，无柏又无粳，犀角地黄汤，竹叶桔梗请。**

组成：鲜竹叶　桔梗　犀角（水牛角代）　生石膏　玄参　知母　甘草　黄连　黄芩　栀子　连翘　丹皮　生地黄　赤芍

③青蒿鳖甲汤（《温病条辨》）

方歌：**《条辨》青蒿鳖甲汤，蒿鳖地知丹皮襄。**

组成：青蒿　鳖甲　生地黄　知母　丹皮

皮肤黏膜淋巴结综合征

（川崎病）

卫气同病银翘散①，气营两燔败毒②管，
气阴两伤益气阴，沙参麦冬汤③加减。

①银翘散（《温病条辨》）

方歌：**银翘竹豉牛蒡子，荆薄甘桔芦根齐。**

组成：金银花　连翘　竹叶　淡豆豉　牛蒡子　荆芥　薄荷　甘草　桔梗　芦根

②清瘟败毒饮（《疫疹一得》）

方歌：**清瘟败毒饮，连翘化斑顶，黄连解毒汤，无柏又无梗，犀角地黄汤，竹叶桔梗请。**

组成：鲜竹叶　桔梗　犀角（水牛角代）　生石膏　玄参　知母　甘草　黄连　黄芩　栀子　连翘　丹皮　生地黄　赤芍

③沙参麦冬汤（《温病条辨》）

方歌：**《条辨》沙参麦冬汤，花粉扁豆玉草桑。**

组成：沙参　麦冬　天花粉　白扁豆　玉竹　甘草　桑叶

免疫性血小板减少症

风热伤络银翘散[①]，血热妄行犀地[②]验，

阴虚火旺知柏地[③]，气不摄血归脾[④]添，

脾肾阳虚温脾肾，养血生髓右归丸[⑤]。

①银翘散（《温病条辨》）

方歌：**银翘竹豉牛蒡子，荆薄甘桔芦根齐。**

组成：金银花　连翘　竹叶　淡豆豉　牛蒡子　荆芥　薄荷　甘草　桔梗　芦根

②犀角地黄汤（《备急千金要方》）

方歌：**犀角地黄汤，芍药丹皮襄。**

组成：犀角（水牛角代）　生地黄　芍药　丹皮

③知柏地黄丸（《医宗金鉴》）

方歌：**《金鉴》知柏地黄丸，六味地黄知柏全。**

组成：知母　黄柏　熟地黄　山茱萸　山药　泽泻　茯苓　丹皮

④归脾汤（《正体类要》）

方歌：**归脾参芪术神草，龙酸木归远姜枣。**

组成：人参　黄芪　白术　茯神　炙甘草　龙眼肉　酸枣仁　木香　当归

远志　生姜　大枣

⑤右归丸（《景岳全书》）

方歌：**右丸三补鹿胶附，枸肉菟丝与归杜。**

组成：熟地黄　山茱萸　山药　鹿角胶　制附子　枸杞　肉桂　菟丝子
当归　杜仲

过敏性紫癜

风热伤络银翘散①，血热妄行犀地②免，

湿热痹阻四妙丸③，气不摄血归脾④敛，

阴虚火旺大补阴⑤，或用知柏地黄丸⑥。

①银翘散（《温病条辨》）

方歌：**银翘竹豉牛蒡子，荆薄甘桔芦根齐。**

组成：金银花　连翘　竹叶　淡豆豉　牛蒡子　荆芥　薄荷　甘草　桔梗
芦根

②犀角地黄汤（《备急千金要方》）

方歌：**犀角地黄汤，芍药丹皮裹。**

组成：犀角（水牛角代）　生地黄　芍药　丹皮

③四妙丸（《成方便读》）

方歌：**《成方便读》四妙丸，苍术黄柏牛苡选。**

组成：苍术　黄柏　牛膝　薏苡仁

④归脾汤（《正体类要》）

方歌：**归脾参芪术神草，龙酸木归远姜枣。**

组成：人参　黄芪　白术　茯神　炙甘草　龙眼肉　酸枣仁　木香　当归
远志　生姜　大枣

⑤大补阴丸（《丹溪心法》）

方歌：**大补阴丸猪脊髓，知母黄柏熟龟陪。**

组成：猪脊髓　知母　黄柏　熟地黄　龟甲

⑥知柏地黄丸（《医宗金鉴》）

方歌：**《金鉴》知柏地黄丸，六味地黄知柏全。**

组成：知母　黄柏　熟地黄　山茱萸　山药　泽泻　茯苓　丹皮

湿 疹

湿热俱盛消风导[①]，脾虚湿蕴健脾燥，

除湿胃苓汤[②]加减，血虚养血定风[③]妙。

①消风导赤汤（《医宗金鉴》）

方歌：**消风导赤鲜牛苓，草灯连薄通地行。**

组成：白鲜皮　赤茯苓　牛蒡子（炒、研）　生甘草　灯心草　黄连（酒炒）　薄荷　木通　生地黄

②除湿胃苓汤（《外科正宗》）

方歌：**除湿胃苓汤栀通，平胃五苓防滑用。**

组成：栀子　木通　陈皮　厚朴　苍术　甘草　猪苓　赤茯苓　白术　泽泻　肉桂*　防风　滑石

［注］平胃散：《和剂局方》平胃散，陈厚苍甘姜枣选。

组成：陈皮　厚朴　苍术　甘草　生姜　大枣

五苓散：《伤寒论》中五苓散，猪茯泽术桂枝选。

组成：猪苓　赤茯苓　白术　泽泻　桂枝

③养血定风汤（《外科证治全书》）

方歌：**养血定风汤四物，二冬蚕桑丹首乌。**

组成：生地黄　当归　赤芍　川芎　麦冬　天冬　僵蚕　桑枝　丹皮　何首乌

维生素 D 缺乏性佝偻病

（简称佝偻病）

肺脾气虚健脾补，人参五味子汤[①]助，

脾虚肝旺健脾平，益脾镇惊散[②]效露，

脾肾亏损补脾肾，补天[③]补肾地黄[④]著。

＊ 注：《外科正宗》的除湿胃苓汤中应用的是"薄桂"（肉桂）而非桂枝。

①人参五味子汤（《幼幼集成》）

方歌：**人参五味子汤，生脉四君子襄。**

组成：人参　五味子　麦冬　茯苓　白术　炙甘草

②益脾镇惊散（《医宗金鉴》）

方歌：**《金鉴》益脾镇惊散，四君朱钩灯心选。**

组成：人参　白术　茯苓　炙甘草　朱砂　钩藤　灯心草

③补天大造丸（《医学心悟》）

方歌：**补天大造丸，归脾四物选，龟鹿河山枸，草木龙芎兔。**

组成：人参　黄芪　白术　茯苓　酸枣仁　远志　白芍　熟地黄　当归龟甲胶（龟甲）　鹿角胶　紫河车　山药　枸杞

④补肾地黄丸（《医宗金鉴》）

方歌：**《金鉴》补肾地黄丸，六味地黄牛茸痤。**

组成：熟地黄　山茱萸　山药　泽泻　茯苓　丹皮　牛膝　鹿茸

儿科临床用药法要

　　儿科疾病的治疗大法、用药与内科是基本一致的，故可以参照内科使用。但由于小儿正处在生长发育过程中，在生理上具有脏腑娇嫩，形气未充，体属"稚阴稚阳"的特点，病理上有传变迅速，易虚易实，易寒易热的特点。因此，在选方用药时必须考虑到这些因素，以免对小儿脏腑功能、气血阴阳造成损害，影响其生长发育。

　　（1）小儿是稚阴之体，阴津不足，因此用药不可过温，过温则易伤阴耗液。

　　（2）小儿又是稚阳之体，阳气未充，因此用药又不可过寒，过寒又恐伤害生发之气。

　　（3）小儿又属纯阳之体，发病后热病最多，因此用药多凉，遣方多寒。

　　（4）小儿发病后传变迅速，有易寒易热的特点，因此临床上用温热药时应佐以清润之品，用苦寒药时应佐以芳化或甘润之药加以防范。

　　（5）小儿脏腑娇嫩，形气不足，易于损伤，发病后传变迅速，有易虚易实的病理特点，因此临床治疗不宜清泻、攻伐太过。过之则易导致正气虚衰，邪气亢盛的病变。

　　特别是对大苦大寒，大辛大热，峻下克伐，毒性峻烈药物的选用上尤当审慎。其原因如下。

　　（1）大苦大寒之药有黄连、黄芩、黄柏、栀子、龙胆草、穿心莲、山豆根之类，能克伐生发之气。

　　（2）大辛大热之药有肉桂、桂枝、附子、丁香、吴茱萸、干姜之类，容易损伤真阴。

　　（3）峻下克伐之药有芒硝、大黄、巴豆、千金子、甘遂、芫花、大戟之类，易伤害脏腑。

　　（4）毒性峻烈之药有川乌、草乌、水银、蕲蛇、蜈蚣之类，又容易耗损真元之气。

　　总之，上述大苦大寒，大辛大热，峻下克伐，毒性峻烈之品的使用，要根据病情的需要，当用则用，而且用量宜小，不可过剂，必须中病即止。应该遵循《素问·六元正纪大论》所说："衰其大半而止"的原则治疗小儿的疾病。

儿科用药，一定要综合参考小儿的年龄大小、体质强弱、病情轻重、药物的寒热及毒性的大小，服药的难易程度以及平时服药剂量的多少来掌握剂量。

小儿汤剂的处方药量可按成人的比例折算。

（1）一般新生儿用成人量的1/6。

（2）婴儿用成人量的1/3。

（3）幼儿用成人量的1/3～1/2。

（4）幼童用成人量的1/2～2/3。

（5）学龄儿童用成人量的2/3或接近成人用量。

以上内容仅供参考。

中医眼科病证方药要诀

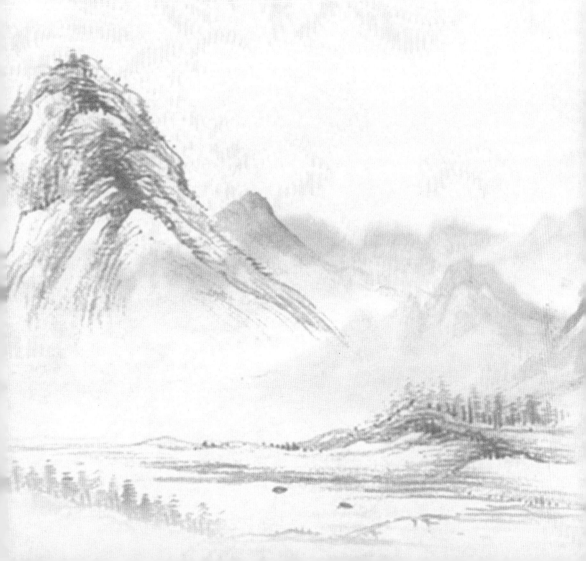

胞睑疾病

针 眼

（相当于西医学的睑腺炎，又称麦粒肿）

风热客睑银翘散①，热毒壅盛五消②仙③，

脾虚夹邪益气除，托里消毒④功能显。

①银翘散（《温病条辨》）

方歌：**银翘竹豉牛蒡子，荆薄甘桔芦根齐。**

组成：金银花 连翘 竹叶 淡豆豉 牛蒡子 荆芥 薄荷 甘草 桔梗
芦根

②五味消毒饮（《医宗金鉴》）

方歌：**五味消毒紫地丁，银菊天葵蒲公英。**

组成：紫花地丁 金银花 野菊花 紫背天葵 蒲公英

③仙方活命饮（《校注妇人良方》）

方歌：**仙方活命饮，芷芍草花粉，乳没防穿刺，陈归贝银顶。**

组成：白芷 赤芍 甘草 天花粉 乳香 没药 防风 穿山甲 皂角刺
陈皮 当归尾 浙贝母 金银花

④托里消毒散（《医宗金鉴》）

方歌：**托里消毒银芷桔，八珍去地芪皂协。**

组成：人参 白术 茯苓 甘草 当归 白芍 川芎 金银花 白芷
桔梗 黄芪 皂角刺

［注］八珍汤：气血双补八珍汤，四君四物合成方。（本方去熟地黄）

组成：人参 白术 茯苓 甘草 当归 白芍 川芎 熟地黄

眼 丹

（眼科急重症，类似于西医学的眼睑蜂窝织炎）

风热毒邪客胞睑，红肿热痛如涂丹，

先用仙方活命饮^①，后用托里消毒散^②。

①仙方活命饮（《校注妇人良方》）
方歌：**仙方活命饮，芷芍草花粉，乳没防穿刺，陈归贝银顶。**
组成：白芷　赤芍　甘草　天花粉　乳香　没药　防风　穿山甲　皂角刺　陈皮　当归尾　浙贝母　金银花
②托里消毒散（《医宗金鉴》）
方歌：**托里消毒银芷桔，八珍去地芪皂协。**
组成：人参　白术　茯苓　甘草　当归　白芍　川芎　金银花　白芷　桔梗　黄芪　皂角刺

胞生痰核

（相当于西医学的睑板腺囊肿，也称霰粒肿）

痰湿阻结散痰结，化坚二陈^①消痰核。

①化坚二陈丸（《医宗金鉴》）
方歌：**化坚二陈丸，二陈蚕黄连。**
组成：法半夏　陈皮　茯苓　生甘草　僵蚕　黄连

风赤疮痍

（相当于西医学的病毒性睑皮炎、过敏性睑皮炎等）

脾经风热清风热，除风清脾饮^①要得，
风火上攻普济饮^②，再加犀地汤^③凉血，
风湿热毒除湿汤^④，肝脾毒热龙胆泻^⑤。

①除风清脾饮（《审视瑶函》）
方歌：**清脾荆防翘知芩，硝黄地玄连桔陈。**
组成：荆芥穗　防风　连翘　知母　黄芩　玄明粉　大黄　生地黄　玄参　黄连　桔梗　陈皮
②普济消毒饮（《东垣试效方》）
方歌：**牛马板玄翘薄甘，陈桔芩连柴升蚕。**

组成：牛蒡子　马勃　板蓝根　玄参　连翘　薄荷　甘草　陈皮　桔梗　黄芩　黄连　柴胡　升麻　僵蚕

③犀角地黄汤（《备急千金要方》）

方歌：**犀角地黄汤，芍药丹皮裹。**

组成：犀角（水牛角代）　生地黄　芍药　丹皮

④除湿汤（《眼科纂要》）

方歌：**除湿滑车草通苓，荆防翘枳芩连陈。**

组成：滑石　车前子　甘草　木通　茯苓　荆芥　防风　连翘　枳壳　黄芩　黄连　陈皮

⑤龙胆泻肝汤（《医方集解》）

方歌：**龙芩栀泽与木通，车归柴草生地用。**

组成：龙胆草　黄芩　栀子　泽泻　木通　车前子　当归　柴胡　生甘草　生地黄

睑弦赤烂

（相当于西医学的睑缘炎）

风热偏盛银翘散①，湿热偏盛除湿②选，

心火上炎清心火，导赤③黄连解毒④验。

①银翘散（《温病条辨》）
方歌：**银翘竹豉牛蒡子，荆薄甘桔芦根齐。**

组成：金银花　连翘　竹叶　淡豆豉　牛蒡子　荆芥　薄荷　甘草　桔梗　芦根

②除湿汤（《眼科纂要》）
方歌：**除湿滑车草通苓，荆防翘枳芩连陈。**

组成：滑石　车前子　甘草　木通　茯苓　荆芥　防风　连翘　枳壳　黄芩　黄连　陈皮

③导赤散（《小儿药证直诀》）
方歌：**《药证直诀》导赤散，生地木通竹草选。**

组成：生地黄　木通　竹叶　甘草

④黄连解毒汤（《外台秘要》）

方歌：**黄连解毒汤，芩连柏栀襄。**

组成：黄芩　黄连　黄柏　栀子

上胞下垂

（相当于西医学的上睑下垂）

脾气虚弱补中益①，风痰阻络正容②济。

①补中益气汤（《脾胃论》）

方歌：**补中参芪术草益，升柴当归和陈皮。**

组成：人参　黄芪　白术　炙甘草　升麻　柴胡　当归身　陈皮

②正容汤（《审视瑶函》）

方歌：**正容羌防附艽胆，木瓜节草姜半蚕。**

组成：羌活　防风　白附子　秦艽　胆南星　木瓜　黄松节（茯神木）甘草　生姜　半夏　僵蚕

胞轮振跳

（相当于西医学的眼轮匝肌痉挛）

血虚当归活血饮①，心脾两虚归脾②宁。

①当归活血饮（《审视瑶函》）

方歌：**当归活血饮四物，羌防芪术草薄入。**

组成：熟地黄　当归身　白芍　川芎　羌活　防风　黄芪　苍术　甘草薄荷

②归脾汤（《正体类要》）

方歌：**归脾参芪术神草，龙酸木归远姜枣。**

组成：人参　黄芪　白术　茯神　炙甘草　龙眼肉　酸枣仁　木香　当归远志　生姜　大枣

椒 疮

（相当于西医学的沙眼）

风热客睑银翘散①，血热归芍红花②选。

①银翘散（《温病条辨》）

方歌：**银翘竹豉牛蒡子，荆薄甘桔芦根齐。**

组成：金银花　连翘　竹叶　淡豆豉　牛蒡子　荆芥　薄荷　甘草　桔梗　芦根

②归芍红花散（《审视瑶函》）

方歌：**归芍红花散大黄，栀芩翘草地芷防。**

组成：当归　白芍　红花　大黄　栀子　黄芩　连翘　甘草　生地黄　白芷　防风

目 劄

（相当于西医学中以胞睑频频眨动为主要临床表现的疾病）

目劄脾虚肝旺证，柴芍六君子汤①行，

燥邪犯肺养阴润，养阴清肺汤②适应。

①柴芍六君子汤（《医宗金鉴》）

方歌：**《金鉴》柴芍六君汤，六君柴芍钩藤襄。**

组成：人参　茯苓　白术　炙甘草　陈皮　法半夏　柴胡　白芍　钩藤

②养阴清肺汤（《重楼玉钥》）

方歌：**养阴清肺草芍，增液丹皮贝薄。**

组成：甘草　白芍　生地黄　麦冬　玄参　丹皮　川贝母　薄荷

睑内结石

（相当于西医学的睑结膜结石症）

睑内结石粟子疾，内疏黄连①清风热。

①内疏黄连汤（《医宗金鉴》）

方歌：**翘薄甘桔栀芩连，大黄归芍香槟潜。**

组成：连翘　薄荷　甘草　桔梗　栀子　黄芩　黄连　大黄　当归　白芍　木香　槟榔

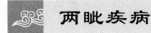

流泪症

（相当于西医学的溢泪）

流泪血虚夹风证，止泪补肝散^①效宁，
气血不足八珍汤^②，肝肾两虚左归饮^③。

①止泪补肝散（《银海精微》）

方歌：**止泪补肝散四物，防风木贼刺夏枯。**

组成：熟地黄　当归　白芍　川芎　防风　木贼　刺蒺藜　夏枯草

②八珍汤（《正体类要》）

方歌：**气血双补八珍汤，四君四物组成方。**

组成：人参　白术　茯苓　甘草　熟地黄　当归　白芍　川芎

③左归饮（《景岳全书》）

方歌：**左归饮三补，枸草茯苓助。**

组成：熟地黄　山茱萸　山药　枸杞　甘草　茯苓

漏　睛

（相当于西医学的慢性泪囊炎）

漏睛心脾积热证，竹叶泻经汤^①治宁，
正虚邪留扶正托，托里消毒散^②功行。

①竹叶泻经汤（《原机启微》）

方歌：**柴芩栀草车泽竹，羌决赤大连升茯。**

组成：柴胡　黄芩　栀子　甘草　车前子　泽泻　竹叶　羌活　决明子
赤芍　大黄　黄连　升麻　茯苓

②托里消毒散（《医宗金鉴》）

方歌：**托里消毒银芷桔，八珍去地芪皂协。**

组成：人参　白术　茯苓　甘草　当归　白芍　川芎　金银花　白芷　桔梗　黄芪　皂角刺

漏睛疮

（相当于西医学的急性泪囊炎）

风热上攻漏睛疮，疏风消肿银翘[①]帮，

热毒炽盛解热毒，黄连解毒[②]五消[③]匡，

正虚邪留托排毒，托里消毒散[④]排养。

①银翘散（《温病条辨》）

方歌：**银翘竹豉牛蒡子，荆薄甘桔芦根齐。**

组成：金银花　连翘　竹叶　淡豆豉　牛蒡子　荆芥　薄荷　甘草　桔梗　芦根

②黄连解毒汤（《外台秘要》）

方歌：**黄连解毒汤，芩连柏栀襄。**

组成：黄芩　黄连　黄柏　栀子

③五味消毒饮（《医宗金鉴》）

方歌：**五味消毒紫地丁，银菊天葵蒲公英。**

组成：紫花地丁　金银花　野菊花　紫背天葵　蒲公英

④托里消毒散（《医宗金鉴》）

方歌：**托里消毒银芷桔，八珍去地芪皂协。**

组成：人参　白术　茯苓　甘草　当归　白芍　川芎　金银花　白芷　桔梗　黄芪　皂角刺

白睛疾病

风热赤眼

（相当于西医学的急性卡他性结膜炎，属急性细菌性结膜炎）

风重于热银翘散[①]，热重于风泻肺[②]显，

风热并重双解法，防风通圣散[③]加减。

①银翘散（《温病条辨》）

方歌：**银翘竹豉牛蒡子，荆薄甘桔芦根齐。**

组成：金银花　连翘　竹叶　淡豆豉　牛蒡子　荆芥　薄荷　甘草　桔梗　芦根

②泻肺饮（《眼科纂要》）

方歌：**赤枳翘通膏芩桑，荆芥栀芷羌草防。**

组成：赤芍　枳壳　连翘　木通　生石膏　黄芩　桑白皮　荆芥　栀子　白芷　羌活　甘草　防风

③防风通圣散（《宣明论方》）

方歌：**膏芩栀硝黄，归赤芎荆防，翘薄滑甘桔，麻黄白术姜。**

组成：生石膏　黄芩　栀子　芒硝　大黄　当归　赤芍　川芎　荆芥　防风　连翘　薄荷　滑石　甘草　桔梗　麻黄　白术　生姜

天行赤眼

（相当于西医学的流行性出血性结膜炎，属病毒性结膜炎）

天行赤眼疬气犯，驱风散热饮子[①]散，

热毒炽盛解热毒，泻肺饮[②]来加减办。

①驱风散热饮子（《审视瑶函》）

方歌：**驱风散热饮，翘薄栀黄请，羌防牛甘草，归尾赤芎宁。**

组成：连翘　薄荷　栀子　大黄　羌活　防风　牛蒡子　甘草　当归尾

赤芍　川芎

②泻肺饮（《眼科纂要》）

方歌：**赤枳翘通膏芩桑，荆芥栀芷羌草防。**

组成：赤芍　枳壳　连翘　木通　生石膏　黄芩　桑白皮　荆芥　栀子　白芷　羌活　甘草　防风

天行赤眼暴翳

（相当于西医学的流行性角结膜炎，属病毒性角结膜炎）

疠气犯目星翳生，菊花决明散^①翳行，

肺肝火炽清肝肺，退翳修肝^②洗肝^③宁，

阴虚邪留祛邪退，滋阴退翳汤^④目明。

①菊花决明散（《证治准绳》）

方歌：**膏芩贼草菊蔓芎，二决明和羌防风。**

组成：生石膏　黄芩　木贼　炙甘草　菊花　蔓荆子　川芎　石决明　草决明　羌活　防风

②修肝散（《银海精微》）

方歌：**羌防麻薄菊，木贼苍术力，栀子翘大黄，归赤甘草宜。**

组成：羌活　防风　麻黄　薄荷　菊花　木贼　苍术　栀子　连翘　大黄　当归　赤芍　甘草

③洗肝散（《审视瑶函》）

方歌：**苏红四物贼草菊，蝉蜕羌防薄刺蒺**[*]**。**

组成：苏木　红花　生地黄　赤芍　当归　川芎　木贼　甘草　菊花　蝉蜕　羌活　防风　薄荷　刺蒺藜

④滋阴退翳汤（《眼科临床笔记》）

方歌：**滋阴退翳增液知，菟贼蝉菊青草刺。**

组成：生地黄　玄参　麦冬　知母　菟丝子　木贼　蝉蜕　菊花　青葙子　甘草　刺蒺藜

---

* 注：四物汤中为熟地黄和白芍，本方中为生地黄与赤芍。

脓漏眼

（相当于西医学的淋菌性结膜炎，属超急性细菌性结膜炎）

疫毒攻目普济消①，火毒清瘟败毒②疗。

①普济消毒饮（《东垣试效方》）

方歌：**牛马板玄翘薄甘，陈桔芩连柴升蚕。**

组成：牛蒡子　马勃　板蓝根　玄参　连翘　薄荷　甘草　陈皮　桔梗　黄芩　黄连　柴胡　升麻　僵蚕

②清瘟败毒饮（《疫疹一得》）

方歌：**清瘟败毒饮，连翘化斑顶，黄连解毒汤，无柏又无粳，犀角地黄汤，竹叶桔梗请。**

组成：鲜竹叶　桔梗　犀角（水牛角代）　生石膏　玄参　知母　甘草　黄连　黄芩　栀子　连翘　丹皮　生地黄　赤芍

时复目痒

（相当于西医学的春季结膜炎）

**外感风热消风散①，湿热夹风除湿②选，
血虚生风养血愈，四物③参苓术化源。**

①消风散（《太平惠民和剂局方》）

方歌：**参苓草陈朴藿香，蚕蝉荆防川芎羌。**

组成：人参　茯苓　炒甘草　陈皮　厚朴　藿香　僵蚕　蝉蜕　荆芥穗　防风　川芎　羌活

②除湿汤（《眼科纂要》）

方歌：**除湿滑车草通芩，荆防翘枳芩连陈。**

组成：滑石　车前子　甘草　木通　茯苓　荆芥　防风　连翘　枳壳　黄芩　黄连　陈皮

③四物汤（《太平惠民和剂局方》）

方歌：**《局方》四物汤，地归芍芎襄。**

组成：熟地黄　当归　白芍　川芎

金 疳

（相当于西医学的泡性结膜炎）

金疳肺经有燥热，泻肺汤①方散热邪，

肺阴养阴清肺汤②，肺脾亏虚参苓白③。

①泻肺汤（《审视瑶函》）

方歌：《审视瑶函》泻肺汤，知麦桔芩地骨桑。

组成：知母　麦冬　桔梗　黄芩　地骨皮　桑白皮

②养阴清肺汤（《重楼玉钥》）

方歌：养阴清肺草芍，增液丹皮贝薄。

组成：甘草　白芍　生地黄　麦冬　玄参　丹皮　川贝母　薄荷

③参苓白术散（《太平惠民和剂局方》）

方歌：参苓白术散甘草，扁山莲桔苡砂枣。

组成：人参　茯苓　白术　炒甘草　白扁豆　山药　莲子　桔梗　薏苡仁　砂仁　大枣

白涩症

（主要类似于西医学的干眼病，包括睑板腺功能障碍，结膜松弛症等）

肺阴不足养阴清①，肝经郁热丹逍②平，

气阴生脉③杞菊地④，邪热桑白皮汤⑤灵。

①养阴清肺汤（《重楼玉钥》）

方歌：养阴清肺草芍，增液丹皮贝薄。

组成：甘草　白芍　生地黄　麦冬　玄参　丹皮　川贝母　薄荷

②丹栀逍遥散（《内科摘要》）

方歌：丹栀逍遥散，逍遥丹栀全。

组成：柴胡　当归　芍药　茯苓　白术　炮姜　薄荷　甘草　丹皮　栀子

③生脉散（饮）（《医学启源》）

方歌：《启源》生脉散　参麦五味全。

组成：人参　麦冬　五味子

④杞菊地黄丸（《医级》）

方歌：《医级》杞菊地黄丸，六味地黄杞菊全。

组成：熟地黄　山药　山茱萸　泽泻　茯苓　丹皮　枸杞　菊花

⑤桑白皮汤（《审视瑶函》）

方歌：桑白皮汤芩菊覆，玄麦甘桔苓泽骨。

组成：桑白皮　黄芩　菊花　旋覆花　玄参　麦冬　甘草　桔梗　茯苓
泽泻　地骨皮

胬肉攀睛

（相当于西医学的翼状胬肉）

心肺风热肉攀睛，栀子胜奇①祛风清，

阴虚火旺滋阴降，知柏地黄②枣养心。

①栀子胜奇汤（《原机启微》）

方歌：栀子胜奇蔓蒙谷，蝉菊刺藜草荆入，羌防决芩芎木贼，祛风清热
胬肉除。

组成：栀子　蔓荆子　密蒙花　谷精草　蝉蜕　菊花　刺蒺藜　甘草
荆芥　羌活　防风　决明子　黄芩　川芎　木贼

②知柏地黄丸（《医宗金鉴》）

方歌：《金鉴》知柏地黄丸，六味地黄知柏全。

组成：熟地黄　山药　山茱萸　泽泻　丹皮　茯苓　知母　黄柏

白睛溢血

（相当于西医学的结膜下出血）

热客肺经退赤散①，虚火知柏地黄丸②。

①退赤散（《审视瑶函》）

方歌：退赤芩桑草桔梗，丹麦花赤归蒌仁。

组成：黄芩　桑白皮　甘草　桔梗　丹皮　麦冬　天花粉　赤芍　当归尾
瓜蒌仁

②知柏地黄丸（《医宗金鉴》）

方歌：《金鉴》知柏地黄丸，六味地黄知柏全。

组成：熟地黄　山药　山茱萸　泽泻　丹皮　茯苓　知母　黄柏

火　疳
（相当于西医学的巩膜外层炎及前巩膜炎）

火毒蕴结泻火散，还阴救苦①石膏见，

风湿热攻祛风散，散风除湿活血②显，

肺阴不足养阴散，养阴清肺汤③加减。

①还阴救苦汤（《原机启微》）

方歌：**还阴救苦芎地归，知柏龙连芩苍随，红花升柴草藁翘，羌防桔辛
苦能飞。**

组成：川芎　生地黄　当归尾　知母　黄柏　龙胆草　黄连　黄芩　苍术
红花　升麻　柴胡　甘草　藁本　连翘　羌活　防风　桔梗　细辛

②散风除湿活血汤（《中医眼科临床实践》）

方歌：**二活二术归赤芎，鸡草银前枳红风。**

组成：羌活　独活　白术　苍术　当归　赤芍　川芎　鸡血藤　甘草
忍冬藤　前胡　枳壳　红花　防风

③养阴清肺汤（《重楼玉钥》）

方歌：**养阴清肺草芍，增液丹皮贝薄。**

组成：甘草　白芍　生地黄　麦冬　玄参　丹皮　川贝母　薄荷

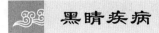黑睛疾病

聚星障

（类似于西医学的病毒性角膜炎）

风热客目银翘散①，肝胆火炽泻龙胆②，

湿热犯目三仁汤③，虚风加减地黄丸④。

①银翘散（《温病条辨》）

方歌：**银翘竹豉牛蒡子，荆薄甘桔芦根齐。**

组成：金银花　连翘　竹叶　淡豆豉　牛蒡子　荆芥　薄荷　甘草　桔梗　芦根

②龙胆泻肝汤（《医方集解》）

方歌：**龙芩栀泽与木通，车归柴草生地用。**

组成：龙胆草　黄芩　栀子　泽泻　木通　车前子　当归　柴胡　生甘草　生地黄

③三仁汤（《温病条辨》）

方歌：**《温病条辨》三仁汤，厚滑半通竹叶襄。**

组成：杏仁　薏苡仁　白蔻仁　厚朴　滑石　半夏　通草　竹叶

④加减地黄丸（《原机启微》）

方歌：**加减地黄羌防归，二地牛膝杏枳随。**

组成：羌活　防风　当归　熟地黄　生地黄　牛膝　杏仁　枳壳

凝脂翳

（相当于西医学的细菌性角膜炎）

风热新制柴连汤①，里热炽盛四顺凉②，

气阴偏气托里消③，偏阴滋阴退翳④强。

①新制柴连汤（《眼科纂要》）

方歌：**新制柴连龙芩栀，荆防赤蔓通甘宜。**

组成：柴胡　黄连　龙胆草　黄芩　栀子　荆芥　防风　赤芍　蔓荆子　木通　甘草

②四顺清凉饮子（《审视瑶函》）

方歌：**四物四逆泻心汤，羌防木贼车龙桑。**

组成：生地黄　当归身　赤芍　川芎　柴胡　枳壳　炙甘草　黄连　黄芩　熟大黄　羌活　防风　木贼　车前子　龙胆草　桑白皮

［附］黄液上冲者，可用眼珠灌脓方。

眼珠灌脓方（《韦文贵眼科临床经验方》）：灌脓膏芩栀硝黄，天竹银夏蒌枳良。

组成：生石膏　黄芩　栀子　玄明粉　生大黄　天花粉　竹叶　金银花　夏枯草　瓜蒌仁　枳实

③托里消毒散（《医宗金鉴》）

方歌：**托里消毒银芷桔，八珍去地芪皂协。**

组成：金银花　白芷　桔梗　人参　白术　茯苓　甘草　当归　白芍　川芎　黄芪　皂角刺

④滋阴退翳汤（《眼科临床笔记》）

方歌：**滋阴退翳增液知，菟贼蝉菊青草蒺。**

组成：生地黄　玄参　麦冬　知母　菟丝子　木贼　蝉蜕　菊花　青葙子　甘草　刺蒺藜

湿翳

（类似于西医学的真菌性角膜炎）

湿重于热用三仁[①]，热重于湿甘消[②]宁。

①三仁汤（《温病条辨》）

方歌：《温病条辨》三仁汤，厚滑半通竹叶襄。

组成：杏仁　薏苡仁　白蔻仁　厚朴　滑石　半夏　通草　竹叶

②甘露消毒丹（《温热经纬》）

方歌：**甘露消毒丹，藿蒲芩射干，白蔻通贝母，茵滑翘薄专。**

组成：藿香　石菖蒲　黄芩　射干　白豆蔻　木通　贝母　绵茵陈　滑石　连翘　薄荷

花翳白陷

（类似于西医学的蚕蚀性角膜溃疡及边缘性角膜溃疡等）

花翳肺肝风热证，加味修肝散^①力行，

热炽腑实通腑泻，银花复明^②护黄仁，

阳虚寒凝温阳散，当归四逆^③加减成。

①加味修肝散（《银海精微》）

方歌：**羌防麻薄菊，木贼蛸刺藜，栀芩翘大黄，归赤芎草宜。**

组成：羌活　防风　麻黄　薄荷　菊花　木贼　桑螵蛸　刺蒺藜　栀子　黄芩　连翘　大黄　当归　赤芍　川芎　甘草

②银花复明汤（《中医眼科临床实践》）

方歌：**银花复明知，芩连龙桑皮，硝黄通花地，公英蔓草枳。**

组成：金银花　知母　黄芩　黄连　龙胆草　桑白皮　玄明粉　大黄　木通　天花粉　生地黄　蒲公英　蔓荆子　生甘草　枳壳

③当归四逆汤（《伤寒论》）

方歌：**当归四逆虚寒厥，桂细芍通枣草协。**

组成：当归　桂枝　细辛　芍药　通草　大枣　炙甘草

混睛障

（相当于西医学的角膜基质炎）

混睛肝经风热证，羌活胜风^①加减平，

肝胆热毒凉血化，银花解毒汤^②最灵，

湿热内蕴甘露消^③，虚火滋阴降火^④成。

①羌活胜风汤（《原机启微》）

方歌：**荆防败毒去茯苓，白术白芷薄黄芩。**

组成：荆芥　防风　独活　羌活　前胡　柴胡　枳壳　桔梗　川芎　甘草　白术　白芷　薄荷　黄芩

②银花解毒汤（《中医眼科临床实践》）

方歌：**银花解毒龙芩大，蔓荆桑蒲枳草花。**

组成：金银花　龙胆草　黄芩　大黄　蔓荆子　蜜桑白皮　蒲公英　枳壳　甘草　天花粉

③甘露消毒丹（《温热经纬》）

方歌：**甘露消毒丹，藿蒲芩射干，白蔻通贝母，茵滑翘薄专。**

组成：藿香　石菖蒲　黄芩　射干　白豆蔻　木通　贝母　绵茵陈　滑石　连翘　薄荷

④滋阴降火汤（《审视瑶函》）

方歌：**滋阴降火芩知柏，生地四物柴草麦。**

组成：黄芩　知母　黄柏　生地黄　熟地黄　当归　白芍　川芎　柴胡　甘草　麦冬

宿　翳

（相当于西医学的角膜瘢痕）

宿翳阴虚津伤证，滋阴退翳汤[①]**功臣。**

①滋阴退翳汤（《眼科临床笔记》）

方歌：**滋阴退翳增液知，菟贼蝉菊青草刺。**

组成：生地黄　玄参　麦冬　知母　菟丝子　木贼　蝉蜕　菊花　青葙子　甘草　刺蒺藜

疳积上目

（相当于西医学的角膜软化症）

疳积上目肝脾亏，参苓白术散[①]**追随，**

中焦虚寒温中散，附子理中[②]**肉桂陪。**

①参苓白术散（《太平惠民和剂局方》）

方歌：**参苓白术散甘草，扁山莲桔苡砂枣。**

组成：人参　茯苓　白术　炒甘草　白扁豆　山药　莲子　桔梗　薏苡仁　砂仁　大枣

②附子理中汤（《太平惠民和剂局方》）

方歌：**附子理中汤，理中黑附襄。**

组成：人参　白术　干姜　甘草　附子

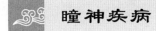 **瞳神疾病**

瞳神紧小、瞳神干缺

（瞳神紧小类似于西医学中急性前葡萄膜炎等出现的证候；
瞳神干缺类似于西医学中慢性前葡萄膜炎等出现的证候）

肝经风热发病急，新制柴连①加减息，
肝胆火炽龙胆泻②，风湿夹热酒连③祛，
虚火上炎滋阴降，知柏地黄④虚热宜。

①新制柴连汤（《眼科纂要》）

方歌：**新制柴连龙芩栀，荆防赤蔓通甘宜。**

组成：柴胡　黄连　龙胆草　黄芩　栀子　荆芥　防风　赤芍　蔓荆子　木通　甘草

②龙胆泻肝汤（《医方集解》）

方歌：**龙芩栀泽与木通，车归柴草生地用。**

组成：龙胆草　黄芩　栀子　泽泻　木通　车前子　当归　柴胡　生甘草　生地黄

③抑阳酒连散（《原机启微》）

方歌：**抑阳酒连散，芩连柏栀蔓，二活二防前，草芷知地寒。**

组成：黄芩　黄连　黄柏　栀子　蔓荆子　独活　羌活　防风　防己　前胡　甘草　白芷　知母　生地黄　寒水石

④知柏地黄丸（《医宗金鉴》）

方歌：**《金鉴》知柏地黄丸，六味地黄知柏全。**

组成：熟地黄　山药　山茱萸　泽泻　丹皮　茯苓　知母　黄柏

五风内障

一、绿风内障

（类似于西医学的闭角型青光眼急性发作期，
睫状环阻塞性青光眼可参考本病辨证论治）

风火绿风羚羊饮①，气火丹逍②合左金③，

痰火郁结降火逐，将军定痛④逐痰清。

①绿风羚羊饮（《医宗金鉴》）

方歌：**绿风羚羊饮玄黄，芩桔车芩知细防。**

组成：羚羊角（山羊角代） 玄参 大黄 茯苓 桔梗 车前子 黄芩
知母 细辛 防风

②丹栀逍遥散（《内科摘要》）

方歌：**丹栀逍遥散，逍遥丹栀全。**

组成：柴胡 当归 白芍 茯苓 白术 炮姜 甘草 薄荷 丹皮
栀子

③左金丸（《丹溪心法》）

方歌：**黄连吴萸左金丸，胃热吐酸服之痊。**

组成：黄连 吴茱萸

④将军定痛丸（《审视瑶函》）

方歌：**将军定痛半陈桔，芩薄蚕天芷礞协。**

组成：大黄 半夏 陈皮 桔梗 黄芩 薄荷 僵蚕 天麻 白芷 青
礞石

二、青风内障

（类似于西医学的原发性开角型青光眼，
正常眼压性青光眼可参考本病治疗）

痰湿温胆①合五苓②，肝郁气滞逍遥③行，

肝肾亏虚补肝肾，加减驻景④服之灵。

①温胆汤（《三因极一病证方论》）

方歌：**《三因方论》温胆汤，二陈枳实竹茹裹。**

组成：半夏　陈皮　茯苓　甘草　枳实　竹茹

②五苓散（《伤寒论》）

方歌：**利水化气五苓散，猪茯泽术桂枝选。**

组成：猪苓　茯苓　泽泻　白术　桂枝

③逍遥散（《太平惠民和剂局方》）

方歌：**逍遥散中柴归芍，炮姜薄荷苓术草。**

组成：柴胡　当归　白芍　炮姜　薄荷　茯苓　白术　甘草

④加减驻景丸（《银海精微》）

方歌：**《银海》加减驻景丸，五子椒归熟地痊。**

组成：楮实子　菟丝子　枸杞　车前子　五味子　蜀椒　当归　熟地黄

圆翳内障

（相当于西医学的年龄相关性白内障）

肝肾不足杞菊地[①]**，脾气虚弱四君**[②]**宜，**

肝热上扰退目障，石决明散[③]**服之愈。**

①杞菊地黄丸（《医级》）

方歌：**《医级》杞菊地黄丸，六味地黄杞菊全。**

组成：熟地黄　山药　山茱萸　泽泻　茯苓　丹皮　枸杞　菊花

②四君子汤（《太平惠民和剂局方》）

方歌：**《局方》四君汤，参苓术草裹。**

组成：人参　茯苓　白术　甘草

③石决明散（《普济方》）

方歌：**二决明与赤冬青，羌活栀子贼大荆。**

组成：石决明　草决明　赤芍　麦冬　青葙子　羌活　栀子　木贼　大黄
荆芥

云雾移睛

（相当于西医学的玻璃体混浊）

肝肾亏损明目地^①，气血亏虚八珍^②益，

湿热蕴蒸三仁汤^③，血瘀血府逐瘀^④祛。

①明目地黄汤（《眼科证治经验》）

方歌：**明目地黄杞菊地，刺蒺石决芍归宜。**

组成：枸杞　菊花　熟地黄　山药　山茱萸　泽泻　丹皮　茯苓　刺蒺藜　石决明　白芍　当归

②八珍汤（《正体类要》）

方歌：**气血双补八珍汤，四君四物合成方。**

组成：人参　茯苓　白术　甘草　熟地黄　当归　白芍　川芎

③三仁汤（《温病条辨》）

方歌：**《温病条辨》三仁汤，厚滑半通竹叶襄。**

组成：杏仁　薏苡仁　白蔻仁　厚朴　滑石　半夏　通草　竹叶

④血府逐瘀汤（《医林改错》）

方歌：**血府逐瘀桃红四，柴草枳桔与牛膝。**

组成：桃仁　红花　生地黄　当归　赤芍　川芎　柴胡　甘草　枳壳　桔梗　牛膝

血灌瞳神

（相当于西医学的玻璃体积血）

热伤血络宁血汤^①，虚火灼络知柏^②良，

心脾亏虚归脾^③进，气滞血瘀血逐汤^④，

血水互结猪苓散^⑤，生蒲黄汤^⑥配合强。

①宁血汤（《中医眼科学》1986 年）

方歌：**宁血旱地与四白，阿胶栀子鹤侧柏。**

组成：墨旱莲　生地黄　白及　白蔹　白茅根　白芍　阿胶　栀子炭　仙鹤草　侧柏叶

②知柏地黄丸（《医宗金鉴》）

方歌：《金鉴》知柏地黄丸，六味地黄知柏全。

组成：熟地黄　山药　山茱萸　泽泻　丹皮　茯苓　知母　黄柏

③归脾汤（《正体类要》）

方歌：归脾参芪术神草，龙酸木归远姜枣。

组成：人参　黄芪　白术　茯神　炙甘草　龙眼肉　酸枣仁　木香　当归　远志　生姜　大枣

④血府逐瘀汤（《医林改错》）

方歌：血府逐瘀桃红四，柴草枳桔与牛膝。

组成：桃仁　红花　生地黄　当归　赤芍　川芎　柴胡　甘草　枳壳　桔梗　牛膝

⑤猪苓散（《银海精微》）

方歌：猪苓散通车栀子，苍萹狗脊大黄石。

组成：猪苓　木通　车前子　栀子　苍术　萹蓄　狗脊　大黄　滑石

⑥生蒲黄汤（《中医眼科六经法要》）

方歌：生蒲黄汤旱地荆，丹皮丹参芎郁金。

组成：生蒲黄　墨旱莲　生地黄　荆芥炭　丹皮　丹参　川芎　郁金

暴　盲

一、络阻暴盲

（相当于西医学的视网膜动脉阻塞）

气血瘀阻通窍活[①]，痰热上壅涤痰[②]络，

肝阳上亢天钩饮[③]，虚瘀补阳还五[④]凿。

①通窍活血汤（《医林改错》）

方歌：通窍活血桃红芎，赤酒麝香枣姜葱。

组成：桃仁　红花　川芎　赤芍　黄酒　麝香　大枣　老葱　鲜姜

②涤痰汤（《奇效良方》）

方歌：涤痰汤出《奇效方》，南菖人枣温胆汤。

组成：制南星　石菖蒲　人参　制半夏　橘红　茯苓　甘草　竹茹　枳实　大枣　生姜

③天麻钩藤饮（《杂病证治新义》）

方歌：**天钩石决杜膝寄，栀芩益交茯神宜。**

组成：天麻　钩藤　石决明　杜仲　怀牛膝　桑寄生　栀子　黄芩　益母草　夜交藤　茯神

④补阳还五汤（《医林改错》）

方歌：**补阳还五地龙芪，桃红四物去熟地。**

组成：地龙　黄芪　桃仁　红花　当归　赤芍*　川芎

二、络瘀暴盲

（相当于西医学的视网膜中央或分支静脉阻塞）

气滞血瘀血府逐①，阴虚阳亢镇肝②服，

痰瘀互结化痰活，温胆③桃红合四物④。

①血府逐瘀汤（《医林改错》）

方歌：**血府逐瘀桃红四，柴草枳桔与牛膝。**

组成：桃仁　红花　当归　赤芍　川芎　生地黄　柴胡　甘草　枳壳桔梗　牛膝

②镇肝息风汤（《医学衷中参西录》中写作"镇肝熄风汤"）

方歌：**膝赭龙牡龟芍药，玄麦天楝茵甘草。**

组成：怀牛膝　生代赭石　生龙骨　生牡蛎　生龟甲　芍药　玄参　生麦芽　天冬　川楝子　茵陈　甘草

③温胆汤（《三因极一病证方论》）

方歌：**《三因方论》温胆汤，二陈枳实竹茹襄。**

组成：半夏　陈皮　茯苓　甘草　枳实　竹茹

④桃红四物汤《医宗金鉴》

方歌：**桃红四物汤，四物桃红襄。**

组成：熟地黄　当归　白芍　川芎　桃仁　红花

＊　注：四物汤中为白芍，本方中为赤芍。

三、络损暴盲

(相当于西医学的视网膜静脉周围炎，又称视网膜血管炎)

血热伤络宁血汤[1]，肝经郁热丹逍[2]帮，

阴虚火旺滋阴降[3]，知柏[4]都合二至[5]上。

①宁血汤(《中医眼科学》1986年)

方歌：**宁血旱地与四白，阿胶栀子鹤侧柏。**

组成：墨旱莲　生地黄　白及　白蔹　白茅根　白芍　阿胶　栀子炭　仙鹤草　侧柏叶

②丹栀逍遥散(《内科摘要》)

方歌：**丹栀逍遥散，逍遥丹栀全。**

组成：柴胡　当归　白芍　茯苓　白术　炮姜　甘草　薄荷　丹皮　栀子

③滋阴降火汤(《审视瑶函》)

方歌：**滋阴降火知芩柏，生地四物柴草麦。**

组成：知母　黄芩　黄柏　生地黄　熟地黄　当归　白芍　川芎　柴胡　甘草　麦冬

④知柏地黄丸(《医宗金鉴》)

方歌：**《金鉴》知柏地黄丸，六味地黄知柏全。**

组成：熟地黄　山药　山茱萸　泽泻　丹皮　茯苓　知母　黄柏

⑤二至丸(《医方集解》)

方歌：**《集解》二至丸，女贞旱莲全。**

组成：女贞子、墨旱莲

四、目系暴盲

(类似于西医学的急性视神经炎及缺血性视神经病变等
引起视力突然下降的视神经病)

肝经实热龙胆泻[1]，肝郁气滞解郁结，

逍遥散[2]或柴胡疏[3]，气滞血瘀行气血，

血府逐瘀汤[4]加减，阴虚火旺知柏[5]灭，

气血两虚补气血，人参养荣汤[6]通脉。

①龙胆泻肝汤（《医方集解》）

方歌：**龙芩栀泽与木通，车归柴草生地用。**

组成：龙胆草　黄芩　栀子　泽泻　木通　车前子　当归　柴胡　生甘草　生地黄

②逍遥散（《太平惠民和剂局方》）

方歌：**逍遥散中柴归芍，炮姜薄荷苓术草。**

组成：柴胡　当归　白芍　炮姜　薄荷　茯苓　白术　甘草

③柴胡疏肝散（《证治准绳》）

方歌：**柴胡疏肝散四逆，香附川芎陈皮宜。**

组成：柴胡　芍药　枳壳　炙甘草　香附　川芎　陈皮

④血府逐瘀汤（《医林改错》）

方歌：**血府逐瘀桃红四，柴草枳桔与牛膝。**

组成：桃仁　红花　当归　赤芍　川芎　生地黄　柴胡　甘草　枳壳　桔梗　牛膝

⑤知柏地黄丸（《医宗金鉴》）

方歌：**《金鉴》知柏地黄丸，六味地黄知柏全。**

组成：熟地黄　山药　山茱萸　泽泻　丹皮　茯苓　知母　黄柏

⑥人参养荣汤（《太平惠民和剂局方》）

方歌：**人参养荣味陈远，十全大补川芎免。**

组成：五味子　陈皮　远志　人参　茯苓　白术　炙甘草　当归　白芍　熟地黄　黄芪　肉桂

视衣脱离

（相当于西医学的视网膜脱离）

衣脱脾虚湿泛证，补中益气①合四苓②，
脉络瘀滞桃红四③，肝肾阴虚驻景④行，
气虚血瘀水停者，补阳还五⑤泽黄平。

①补中益气汤（《脾胃论》）

方歌：补中参芪术草益，升柴当归和陈皮。

组成：人参　黄芪　白术　炙甘草　升麻　柴胡　当归身　陈皮

②四苓散（《丹溪心法》）

方歌：**《丹溪心法》四苓散，猪茯泽泻白术选。**

组成：猪苓　茯苓　泽泻　白术

③桃红四物汤（《医宗金鉴》）

方歌：**桃红四物汤，四物桃红襄。**

组成：熟地黄　当归　白芍　川芎　桃仁　红花

④驻景丸加减方（《中医眼科六经法要》）

方歌：**六子瓜三七，河车寒水石。**

组成：楮实子　菟丝子　车前子　五味子　茺蔚子　枸杞子　木瓜　三七　紫河车　寒水石

⑤补阳还五汤（《医林改错》）

方歌：**补阳还五地龙芪，桃红四物去熟地。**

组成：地龙　黄芪　桃仁　红花　当归尾　赤芍　川芎

消渴内障

（针对西医学的糖尿病视网膜病变）

消渴内障气阴虚，六味地黄①生脉②宜，

脾肾两虚温阳气，利水加味肾气③备，

阴虚夹瘀补阴化，知柏地黄④四物⑤遇，

痰瘀阻滞化痰瘀，温胆汤⑥郁丹楂祛。

①六味地黄丸（《小儿药证直诀》）

方歌：**《直诀》六味地黄丸，地萸山和泽茯丹。**

组成：熟地黄　山茱萸　山药　泽泻　茯苓　丹皮

②生脉散（饮）（《医学启源》）

方歌：**《启源》生脉散，参麦五味全。**

组成：人参　麦冬　五味子

③加味肾气丸（《济生方》）

方歌：**加味肾气丸，肾气车膝全。**

组成：官桂　附子　车前子　牛膝　熟地黄　山茱萸　山药　泽泻　茯苓　丹皮

④知柏地黄丸（《医宗金鉴》）

方歌：《金鉴》知柏地黄丸，六味地黄知柏全。

组成：熟地黄　山药　山茱萸　泽泻　丹皮　茯苓　知母　黄柏

⑤四物汤（《太平惠民和剂局方》）

方歌：《局方》四物汤，地归芍芎襄。

组成：熟地黄　当归　白芍　川芎

⑥温胆汤（《三因极一病证方论》）

方歌：《三因方论》温胆汤，二陈枳实竹茹襄。

组成：半夏　陈皮　茯苓　甘草　枳实　竹茹

视瞻有色

（类似于西医学的中心性浆液性脉络膜视网膜病变）

视瞻有色湿浊上，利水化湿三仁汤[①]，

肝经郁热丹逍散[②]，肝肾四物五子[③]强。

①三仁汤（《温病条辨》）

方歌：《温病条辨》三仁汤，厚滑半通竹叶襄。

组成：杏仁　薏苡仁　白蔻仁　厚朴　滑石　半夏　通草　竹叶

②丹栀逍遥散（《内科摘要》）

方歌：丹栀逍遥散，逍遥丹栀全。

组成：柴胡　当归　白芍　茯苓　白术　炮姜　甘草　薄荷　丹皮　栀子

③四物五子丸（《审视瑶函》）

方歌：四物五子丸，枸菟肤覆前。

组成：熟地黄　当归　川芎　白芍　枸杞子　菟丝子　地肤子　覆盆子　车前子

视瞻昏渺

（本节主要针对西医学的年龄相关性黄斑变性）

脾虚湿困参苓术①，阴虚火旺降虚火，

生蒲黄②合降火汤③，痰瘀互结化痰活，

化坚二陈丸④明目，肝肾四物五子⑤拨。

①参苓白术散（《太平惠民和剂局方》）

方歌：**参苓白术散甘草，扁山莲桔苡砂枣。**

组成：人参　茯苓　白术　炒甘草　白扁豆　山药　莲子　桔梗　薏苡仁　砂仁　大枣

②生蒲黄汤（《中医眼科六经法要》）

方歌：**生蒲黄汤旱地荆，丹皮丹参芎郁金。**

组成：生蒲黄　墨旱莲　生地黄　荆芥炭　丹皮　丹参　川芎　郁金

③滋阴降火汤（《审视瑶函》）

方歌：**滋阴降火知芩柏，生地四物柴草麦。**

组成：知母　黄芩　黄柏　生地黄　熟地黄　当归　白芍　川芎　柴胡　甘草　麦冬

④化坚二陈丸（《医宗金鉴》）

方歌：**化坚二陈丸，二陈蚕黄连。**

组成：法半夏　陈皮　茯苓　生甘草　僵蚕　黄连

⑤四物五子丸（《审视瑶函》）

方歌：**四物五子丸，枸菟肤覆前。**

组成：熟地黄　当归　川芎　白芍　枸杞子　菟丝子　地肤子　覆盆子　车前子

高风内障

（相当于西医学的原发性视网膜色素变性）

肝肾阴虚明目地①，脾气虚弱补中益②，

肾阳不足温补肾，右归丸③加芎牛鸡。

①明目地黄丸（《审视瑶函》）

方歌：**六味地黄苓易神，生归柴胡五味寻。**

组成：熟地黄　山药　山茱萸　泽泻　丹皮　茯神　生地黄　当归身　柴胡　五味子

②补中益气汤（《脾胃论》）

方歌：**补中参芪术草益，升柴当归和陈皮。**

组成：人参　黄芪　白术　炙甘草　升麻　柴胡　当归身　陈皮

③右归丸（《景岳全书》）酌加川芎、牛膝、鸡血藤

方歌：**右丸三补鹿胶附，枸肉菟丝与归杜。**

组成：熟地黄　山茱萸　山药　鹿角胶　制附子　枸杞　肉桂　菟丝子　当归　杜仲

青　盲

（相当于西医学的视神经萎缩）

青盲肝郁丹逍散①，肝肾不足左饮②选，

或用明目地黄汤③，气血两虚养荣④痊，

气血瘀滞活化通，通窍活血汤⑤加减。

①丹栀逍遥散（《内科摘要》）

方歌：**丹栀逍遥散，逍遥丹栀全。**

组成：柴胡　当归　白芍　茯苓　白术　炮姜　甘草　薄荷　丹皮　栀子

②左归饮（《景岳全书》）

方歌：**左归饮三补，枸草茯苓助。**

组成：熟地黄　山药　山茱萸　枸杞　甘草　茯苓

③明目地黄汤（《眼科证治经验》）

方歌：**明目地黄杞菊地，蒺藜石决芍归宜。**

组成：熟地黄　山药　山茱萸　泽泻　丹皮　茯苓　枸杞　菊花　刺蒺藜　石决明　白芍　当归

④人参养荣汤（《太平惠民和剂局方》）

方歌：**人参养荣味陈远，十全大补川芎免。**

组成：五味子　陈皮　远志　人参　茯苓　白术　炙甘草　当归　白芍
熟地黄　黄芪　肉桂

⑤通窍活血汤（《医林改错》）

方歌：**通窍活血桃红芎，赤酒麝香枣姜葱。**

组成：桃仁　红花　川芎　赤芍　黄酒　麝香　大枣　老葱　鲜姜

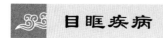

目眶疾病

眉棱骨痛

（相当于西医学的眶上神经痛）

风热驱风上清散①，风痰防风羌活②撵，

肝血不足当归补③，肝郁化火丹逍散④。

①驱风上清散（《审视瑶函》）

方歌：**驱风上清散羌防，柴芩芎芷草荆尝。**

组成：羌活　防风　柴胡　酒黄芩　川芎　白芷　甘草　荆芥

②防风羌活汤（《审视瑶函》）

方歌：**防风羌活细芎芩，半术南星甘草宁。**

组成：防风　羌活　细辛　川芎　黄芩　半夏　白术　姜南星　甘草

③当归补血汤（《原机启微》）

方歌：**当归补血二地芎，膝防术草芍天冬。**

组成：当归身　生地黄　熟地黄　川芎　牛膝　防风　白术　炙甘草
白芍　天冬

④丹栀逍遥散（《内科摘要》）

方歌：**丹栀逍遥散，逍遥丹栀全。**

组成：柴胡　当归　白芍　茯苓　白术　炮姜　甘草　薄荷　丹皮
栀子

突起睛高

（类似于西医学的急性炎症性突眼）

风热毒攻解毒散，散热消毒饮子①赞，

火毒壅滞解毒消，清瘟败毒饮②功现。

①散热消毒饮子(《审视瑶函》)

方歌：**散热消毒饮子牛，芩连羌防翘薄求。**

组成：牛蒡子　黄芩　黄连　羌活　防风　连翘　薄荷

②清瘟败毒饮(《疫疹一得》)

方歌：**清瘟败毒饮，连翘化斑顶，黄连解毒汤，无柏又无梗，犀角地黄汤，竹叶桔梗请。**

组成：鲜竹叶　桔梗　犀角（水牛角代）　生石膏　玄参　知母　甘草黄连　黄芩　栀子　连翘　丹皮　生地黄　赤芍

鹘眼凝睛

(相当于西医学的甲状腺相关性眼病)

气郁化火丹逍散①，阳亢平肝降火潜，

平肝清火汤②加减，痰瘀逍遥③清化丸④。

①丹栀逍遥散(《内科摘要》)

方歌：**丹栀逍遥散，逍遥丹栀全。**

组成：柴胡　当归　白芍　茯苓　白术　炮姜　甘草　薄荷　丹皮栀子

②平肝清火汤(《审视瑶函》)

方歌：**平肝清火柴归芍，枸地翘车夏枯草。**

组成：柴胡　当归　白芍　枸杞　生地黄　连翘　车前子　夏枯草

③逍遥散(《太平惠民和剂局方》)

方歌：**逍遥散中柴归芍，炮姜薄荷苓术草。**

组成：柴胡　当归　白芍　炮姜　薄荷　茯苓　白术　甘草

④清气化痰丸(《医方考》)

方歌：**清气化痰半陈茯，蒌芩杏枳胆星入。**

组成：制半夏　陈皮　茯苓　瓜蒌仁　黄芩　杏仁　枳实　胆南星

外伤眼病

异物入目

（相当于西医学的结膜、角膜异物入眼）

结膜角膜异物侵，黏附睑内白黑睛，
无菌棉签可粘出，黑睛表层物嵌进，
可用异物剔除术，须按无菌操作行，
次日复查残留物，以及创面愈合情，
若见并发凝脂翳，急用凝脂方药迎。

撞击伤目

（相当于西医学的机械性非穿通性眼外伤）

撞击络伤病情杂，早期止血后期化，
止血生蒲^①后祛瘀^②，血瘀气滞血府^③下。

①生蒲黄汤（《中医眼科六经法要》）
方歌：**生蒲黄汤旱地荆，丹皮丹参芎郁金。**
组成：生蒲黄　墨旱莲　生地黄　荆芥炭　丹皮　丹参　川芎　郁金
②祛瘀汤（《中医眼科学讲义》1964 年）
方歌：**祛瘀桃红与四物，丹泽旱莲仙鹤郁**[*]。
组成：桃仁　红花　当归尾　赤芍　川芎　生地黄　丹参　泽兰　墨旱莲
仙鹤草　郁金
③血府逐瘀汤（《医林改错》）
方歌：**血府逐瘀桃红四，柴草枳桔与牛膝。**
组成：桃仁　红花　生地黄　当归　赤芍　川芎　柴胡　甘草　枳壳
桔梗　牛膝

＊ 注：四物汤中为白芍和熟地黄，本方中为赤芍与生地黄。

真睛破损

（相当于西医学的机械性穿通性眼外伤）

风热乘袭祛风止，除风益损汤[①]最宜，

热毒壅盛清解化，经效[②]五味消毒[③]祛。

①除风益损汤（《原机启微》）

方歌：**除风益损汤，四物前藁防。**

组成：熟地黄　川芎　当归　白芍　前胡　藁本　防风

②经效散（《审视瑶函》）

方歌：**经效柴归芍，翘草大犀角。**

组成：柴胡　当归　赤芍　连翘　甘草　大黄　犀牛角（水牛角代）

③五味消毒饮（《医宗金鉴》）

方歌：**五味消毒紫地丁，银菊天葵蒲公英。**

组成：紫花地丁　金银花　野菊花　紫背天葵　蒲公英

酸碱伤目

（相当于西医学的化学性眼损伤）

酸碱伤目急重症，急救冲洗关键行，

辨治解毒凉血法，黄连解毒[①]犀地[②]成。

①黄连解毒汤（《外台秘要》）

方歌：**黄连解毒汤，芩连柏栀襄。**

组成：黄芩　黄连　黄柏　栀子

②犀角地黄汤（《备急千金要方》）

方歌：**犀角地黄汤，芍药丹皮襄。**

组成：犀角（水牛角代）　生地黄　芍药　丹皮

辐射伤目

（相当于西医学的辐射性眼损伤）

初期风火猝犯目，新制柴连^①蝉贼入，

后期津伤液已耗，消翳汤^②菊黄芩服。

①新制柴连汤（《眼科纂要》）

方歌：**新制柴连龙芩栀，荆防赤蔓通甘宜。**

组成：柴胡 黄连 龙胆草 黄芩 栀子 荆芥 防风 赤芍 蔓荆子 木通 甘草

②消翳汤（《眼科纂要》）

方歌：**消翳荆防蔓蒙贼，柴草枳地归芎得。**

组成：荆芥穗 防风 蔓荆子 密蒙花 木贼 柴胡 甘草 枳壳 生地黄 当归尾 川芎

热烫伤目

（相当于西医学的眼热烧伤）

火毒清解养阴散，银花解毒^①石决^②见。

①银花解毒汤（《中医眼科临床实践》）

方歌：**银花解毒龙芩大，蔓荆桑蒲枳草花。**

组成：金银花 龙胆草 黄芩 大黄 蔓荆子 蜜桑白皮 蒲公英 枳壳 甘草 天花粉

②石决明散（《普济方》）

方歌：**二决明与赤冬青，羌活栀子贼大荆。**

组成：石决明 草决明 赤芍 麦冬 青葙子 羌活 栀子 木贼 大黄 荆芥

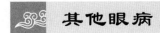其他眼病

近 视

心阳不足定志丸[①]，气血当归补血[②]痊，

肝肾两虚补肝肾，驻景丸加减方[③]善。

①定志丸（《审视瑶函》）

方歌：《审视瑶函》定志丸，参神远志菖蒲全。

组成：人参　茯神　远志　石菖蒲

②当归补血汤（《原机启微》）

方歌：当归补血二地芎，膝防术草芍天冬。

组成：当归身　生地黄　熟地黄　川芎　牛膝　防风　白术　炙甘草　白芍　天冬

③驻景丸加减方（《中医眼科六经法要》）

方歌：六子瓜三七，河车寒水石。

组成：楮实子　菟丝子　车前子　五味子　茺蔚子　枸杞子　木瓜　三七　紫河车　寒水石

远 视

肝肾不足地芝丸[①]，或用杞菊地黄[②]痊。

①地芝丸（《审视瑶函》）

方歌：《审视瑶函》地芝丸，天冬生地枳菊全。

组成：天冬　生地黄　枳壳　菊花

②杞菊地黄丸（《医级》）

方歌：《医级》杞菊地黄丸，六味地黄杞菊全。

组成：熟地黄　山药　山茱萸　泽泻　丹皮　茯苓　枸杞　菊花

老 视

老视自然老化出，首应矫正屈光度，
若现视力疲劳症，参照目倦治疗护。

目 倦

（相当于西医学的视疲劳）

气血亏虚八珍^①宜，肝肾柴葛^②合杞菊^③，
阴虚火旺滋阴降，益睛明目知柏地^④。

①八珍汤（《正体类要》）
方歌：**气血双补八珍汤，四君四物合成方。**
组成：人参　茯苓　白术　甘草　熟地黄　当归　川芎　白芍
②柴葛解肌汤（《医学心悟》）
方歌：**柴葛解肌芩甘草，二母丹地和赤芍。**
组成：柴胡　葛根　黄芩　甘草　知母　浙贝母　丹皮　生地黄　赤芍
③杞菊地黄丸（《医级》）
方歌：**《医级》杞菊地黄丸，六味地黄杞菊全。**
组成：熟地黄　山药　山茱萸　泽泻　丹皮　茯苓　枸杞　菊花
④知柏地黄丸（《医宗金鉴》）
方歌：**《金鉴》知柏地黄丸，六味地黄知柏全。**
组成：熟地黄　山茱萸　山药　泽泻　茯苓　丹皮　知母　黄柏

通 睛

（相当于西医学的共同性内斜视）

肝肾亏虚杞菊地^①，筋络挛滞正容^②宜。

①杞菊地黄丸（《医级》）
方歌：**《医级》杞菊地黄丸，六味地黄杞菊全。**

组成：熟地黄　山药　山茱萸　泽泻　丹皮　茯苓　枸杞　菊花

②正容汤（《审视瑶函》）

方歌：**正容羌防附艽胆，木瓜节草姜半蚕。**

组成：羌活　防风　白附子　秦艽　胆星　木瓜　黄松节（茯神心木）甘草　生姜　半夏　僵蚕

风牵偏视

（相当于西医学麻痹性斜视）

风邪中络小续命[①]**，风痰阻络正容**[②]**行，**

脉络瘀阻活化通，桃红四物[③]**牵正**[④]**应。**

①小续命汤（《备急千金要方》）

方歌：**小续命汤，麻桂二方，附芎二防，参芩枣亡。**

组成：麻黄　杏仁　肉桂*　甘草　白芍　生姜　附子　川芎　防风防己　人参　黄芩

②正容汤（《审视瑶函》）

方歌：**正容羌防附艽胆，木瓜节草姜半蚕。**

组成：羌活　防风　白附子　秦艽　胆星　木瓜　黄松节（茯神木）甘草　生姜　半夏　僵蚕

③桃红四物汤（《医宗金鉴》）

方歌：**桃红四物汤，四物桃红襄。**

组成：桃仁　红花　熟地黄　当归　川芎　白芍

④牵正散（《杨氏家藏方》）

方歌：**《杨氏家藏》牵正散，白附全蝎和僵蚕。**

组成：白附子　全蝎　僵蚕

---

* 注：方歌中"麻桂二方"指麻黄汤与桂枝汤，本方中用"肉桂"。

弱　视

弱视治疗据病因，矫正斜视屈光情，

黄斑固视和融合，功能训练综合运，

肝肾不足四物五[①]，脾胃虚弱四君[②]承。

①四物五子丸（《审视瑶函》）

方歌：**四物五子丸，枸菟肤覆前。**

组成：熟地黄　当归　川芎　白芍　枸杞子　菟丝子　地肤子　覆盆子　车前子

②四君子汤（《太平惠民和剂局方》）

方歌：**《局方》四君子，参苓术草宜。**

组成：人参　茯苓　白术　甘草

眼科临床用药法要

眼科用药分为内服药和外用药。

一、内服药

（一）祛风药

1. 辛凉解表药

病机以外感风热为主。

治以祛风清热为主，解除风热。

常用的祛风清热药有桑叶、菊花、柴胡、薄荷、蔓荆子、葛根、蝉蜕之类。

此类药物有疏散风热、清利头目、消肿退赤、止痒止痛的作用。

（1）桑叶、菊花二者常配伍应用，除疏散风热外，还有清肝作用，常用于肝经风热眼病。

（2）柴胡有解热、疏肝、退翳与升提的作用，常用于风热肝热所致的黑睛翳障、中气不足所致的上胞下垂，以及青盲内障和肝郁气滞所致的多种内外障眼病。

（3）薄荷为治风热眼病的常用药。

（4）蔓荆子有退翳止泪作用。

（5）葛根入阳明经，能清阳明经风热，常用于兼有前额头痛的风热眼病。

（6）蝉蜕发散风热，尤其擅长退翳，止目痒。

2. 辛温解表药

病机以外感风寒为主。

治以发散风寒，消肿止痛，止痒退翳为主。

常用的发散风寒药有荆芥、防风、羌活、白芷、细辛、藁本等。

（1）荆芥、防风、羌活的祛风止痛与止痒消翳力量较强，三药常配伍应用于外感风寒所引起的目赤生翳、眼痛、头痛、目痒难忍等症。

（2）白芷入阳明经，有镇痛止泪作用，主要用于外感风寒而头痛、多泪者。

（3）细辛止痛作用尤强，故风寒眼病、眼痛头痛比较剧烈者常用之。

（4）藁本发散风寒，善达头顶，故外感风寒眼病兼有头顶痛者常用之。

（二）清热药

病机以外感火热之邪或脏腑积热上攻等实热毒邪为主。

治以泻火解毒、清除邪毒为主。

常用的清热药可分为清热解毒药、清热泻火药、通腑攻下药、清热凉血药与清热明目药等类。

1. 清热解毒药

适用于一切实热毒邪所致的眼病。

常用的清热解毒药有金银花、连翘、大青叶、板蓝根、野菊花、蒲公英、紫花地丁等。

2. 清热泻火药

适用于邪热炽盛所致的眼病。

常用的清热泻火药有龙胆草、黄连、黄芩、黄柏、石膏、知母、栀子、桑白皮等。

（1）龙胆草泻肝胆实火，常用于黑睛疾患。

（2）黄连泻心火，可用于眦帷赤烂。

（3）黄芩、桑白皮泻肺火，多用于白睛红赤。

（4）黄柏泻肾火，可用于退虚火，又可配伍黄芩、黄连治湿热眼病。

（5）石膏、知母泻胃火，可用于胞睑红肿、黄液上冲之证。

（6）栀子能泻三焦之火，配伍其他清热药，广泛用于各种实热眼病；配伍凉血药，可用于血热眼病。

3. 通腑攻下药

适用于阳明腑实，里热上攻所致的目赤肿痛、眵泪胶黏等症。

常用的通腑泻热药有大黄、芒硝等。

大黄、芒硝都有通腑泻热的功效；大黄配伍其他平肝清热药，可治疗黑睛生翳、高厚前突。

4. 清热凉血药

适用于热入营血的证候，尤其是血热妄行、视力骤降。

常用的清热凉血药有水牛角、玄参、生地黄、丹皮、赤芍、紫草等。

（1）水牛角、紫草偏于凉血解毒。

（2）丹皮、赤芍有清热凉血，活血行瘀之功。

（3）生地黄、玄参能清热凉血，养阴生津。

5. 清热明目药

适用于肝热或肝经风热所致的眼督或视力下降。

常用的清热明目药有夏枯草、决明子、青葙子、密蒙花、木贼等。

（1）夏枯草善泻肝胆郁火，除用于肝火所致的目赤肿痛、眼底出血外，可配伍香附治肝郁目痛。

（2）决明子、青葙子同用可清肝明目。

（3）密蒙花能祛风热、养肝润燥，无论虚实眼证皆可使用，肝肾阴亏有热者更为适宜。

（4）木贼能疏风清热、退翳明目。

（三）祛湿药

病机以湿邪外侵或湿浊内生而上犯于眼为主。

治以祛除湿邪为主，祛湿药又分为芳香化湿与利水渗湿两类。

1. 芳香化湿药

常用的芳香化湿药有藿香、佩兰、苍术、石菖蒲、砂仁、白豆蔻等，有醒脾化湿，辟浊行滞之功，常用于湿浊内阻所致的眼病。

（1）藿香、佩兰发表祛湿、和中化浊，两药常同用。

（2）苍术还可治肝虚雀目。

（3）石菖蒲芳香化浊、开窍明目。

（4）砂仁主治脾胃之气结滞不散、肝肾虚寒、噎气、转筋。

（5）白蔻仁味辛，性温，能去白睛翳膜，有热者忌用。

2. 利水渗湿药

常用的利水渗湿药有车前子、茯苓、猪苓、泽泻、滑石、薏苡仁、赤小豆、木通等，这类药物有利水渗湿、通淋、消肿之功，常用于水湿上泛或湿热熏蒸所致眼病。其中车前子还能清热明目，所以，凡是肝热所致的红肿翳膜都可以用车前子配伍其他清肝药同用。

（四）理血药

病机以血瘀于目和出血为主。

治以活血化瘀或止血为主。使用本法时注意止血与化瘀的关系，避免因止血而留瘀或因化瘀而致再出血。

1. 止血药

常用的止血药分为凉血止血、收敛止血和化瘀止血三类。

（1）凉血止血药，如大蓟、小蓟、地榆、侧柏叶、白茅根、槐花等，适用于血热妄行的出血症。

（2）收敛止血药，如仙鹤草、白及、血余炭、藕节等，适用于各种眼病的新出血及外伤引起的出血。

（3）化瘀止血药，如三七、蒲黄、花蕊石、茜草等，适用于瘀血阻滞而出血者。

2．活血化瘀药

常用的活血化瘀药有桃仁、红花、泽兰、川芎、丹参、刘寄奴、赤芍、丹皮、牛膝、乳香、没药、五灵脂、虻虫、苏木、鸡血藤、血竭等，适用于气滞血瘀所致的眼病，多与行气药同用。

（五）理气药

病机以气机失调为主。

治以疏肝理气、行气导滞为主，调畅气机。

1．疏肝理气药

常用的疏肝理气药有柴胡、香附、青皮、佛手、川楝子、郁金等，适用于肝气郁结之眼病。

2．行气导滞药

常用的行气导滞药有枳实、厚朴、槟榔、陈皮、乌药、广木香、沉香等，适用于脾胃气滞的眼病。

注：理气药多辛温发散，易耗气伤阴，所以兼阴虚者慎用。

（六）补益药

眼病之虚证，多属气血亏虚或肝肾不足。故补益药中以益气养血及补益肝肾药较为常用。

1．益气养血药

病机以气血不足、目失所养为主。

治以补养气血、消除气血虚弱的证候为主。

（1）常用的益气药有人参、党参、黄芪、白术、山药、甘草等，适用于气虚所致之胞睑无力、常欲闭垂及陷翳不愈、青盲内障等症。

（2）常用的养血药有熟地黄、当归、白芍、何首乌、阿胶、桑椹等，适用于血虚所致眼干涩、昏花、夜盲、青盲等症。

注：因气血相依，两者关系密切，故益气养血两法往往同用，根据气血偏虚程度上的不同又有所侧重。

如睁眼乏力，常欲闭垂，舌淡脉弱者偏于气虚，以益气为主。若因失血或久病头昏眼花，不耐久视，心悸失眠，多梦易醒，舌淡脉细，则偏于血虚，以养血为先。

由于脾胃为后天之本，气血生化之源，所以补气养血时，常常要兼顾脾胃；如虚实夹杂，则可攻补兼施或先攻后补或先补后攻。

注：邪气亢盛而无虚候者，忌用本法。

2. 补益肝肾药

病机以肝肾亏虚、目失所养为主。

治以补益肝肾、明目为主。

常用的补益肝肾药有熟地黄、枸杞、女贞子、覆盆子、沙苑子、菟丝子、楮实子等。

（1）熟地黄滋阴力强，阴虚内障眼病常用，但较滋腻，脾胃虚弱者或夹湿者易慎用。

（2）枸杞有滋补肝肾，益精明目作用，广泛用于肝肾不足之内外障眼病，常与菊花、生地黄配伍应用。

（3）女贞子滋养肝肾之阴，善治阴虚内热，常与墨旱莲配伍，滋阴凉血止血，常用于眼内出血的早期。

（4）覆盆子补肝肾，固精明目。

（5）沙苑子、菟丝子皆能补肾，益精明目。

（6）楮实子平补肝肾，养肝明目。

此外，肾阳不足常用巴戟天、补骨脂、仙茅、淫羊藿等药温补肾阳。

（七）软坚散结药

病机以痰湿互结、气血凝滞于眼为主。

治以祛痰软坚、消癥散结来攻逐之。

常用的软坚散结药有海藻、昆布、海浮石、蛤壳、贝母、瓦楞子、夏枯草、牡蛎、鳖甲、三棱、莪术等，适用于气血凝滞、痰郁互结而致的肿块、结节、瘢痕等。

（八）退翳明目药

退翳明目药适宜于肝经风热，肝胆实火，肝阴不足或兼其他脏腑病机而致黑睛生翳。

治以疏风清热，清肝泻火，退翳明目为主。

常用的退翳明目药有蝉蜕、秦皮、谷精草、木贼、密蒙花、石决明、珍珠母、白蒺藜、青葙子、蛇蜕、乌贼骨等，适用于各种新老翳障。

若配伍疏风清热药或清肝泻火药，可治新翳；若配伍补益气血或补益肝肾药可治宿翳；若配伍绿豆衣、望月砂之类的解毒明目药可治热毒攻目之翳膜。

二、外用药

常用的外用药

1. 植物类药

黄连、黄芩、黄柏、栀子、大黄、金银花、秦皮、蒲公英、芙蓉叶、青黛、龙胆草、紫草、生地黄、菊花、薄荷、木贼、密蒙花、荆芥、防风、蔓荆子、莛荽、三七、乳香、没药、冰片、甘草等。

2. 动物类药

熊胆、麝香、牛黄、乌贼骨、蝉蜕、石决明、珍珠、猪胆、鲭鱼胆、羊胆等。

3. 矿物类药

雄黄、朱砂、炉甘石、硼砂、硇砂、玛瑙等。

主要参考书目

［1］吴勉华，石岩. 中医内科学［M］. 北京：中国中医药出版社，2021.

［2］上海中医学院. 内科学［M］. 上册. 上海：上海科学技术出版社，1979.

［3］冯晓玲，张婷婷. 中医妇科学［M］. 北京：中国中医药出版社，2021.

［4］湖北中医学院. 中医妇科学［M］. 上海：上海科学技术出版社，1980.

［5］赵霞，李新民. 中医儿科学［M］. 北京：中国中医药出版社，2021.

［6］成都中医学院. 中医儿科学［M］. 成都：四川人民出版社，1976.

［7］江育仁，王玉润. 中医儿科学［M］. 上海：上海科学技术出版社，1986.

［8］彭清华. 中医眼科学［M］. 北京：中国中医药出版社，2021.

［9］陈达夫. 中医眼科六经法要［M］. 成都：四川人民出版社，1978.

［10］罗国芬. 陈达夫中医眼科临床经验［M］. 成都：四川科学技术出版社，1985.

［11］廖品正，陆绵绵. 中医眼科学［M］. 上海：上海科学技术出版社，1986.

［12］成都中医学院. 中医眼科学［M］. 成都：四川人民出版社，1976.

［13］李斯炽. 李斯炽医集［M］. 李继明，整理. 北京：中国中医药出版社，2016.

［14］李克淦. 中医临证实用歌诀［Z］. 成都：成都中医学院函授部，1992.

［15］北京中医学院. 中医学基础［M］. 上海：上海科学技术出版社，1978.

［16］孙广仁，郑洪新. 中医基础理论［M］. 北京：中国中医药出版社，2012.

［17］陈家旭. 中医诊断学［M］. 北京：中国中医药出版社，2015.

［18］陈潮祖. 中医治法与方剂［M］. 北京：人民卫生出版社，1975.

［19］李冀. 方剂学［M］. 北京：中国中医药出版社，2017.

［20］成都中医学院. 中药学［M］. 上海：上海科学技术出版社，1978.

［21］钟赣生. 中药学［M］. 北京：中国中医药出版社，2012.

［22］马烈光，蒋建云. 彭宪彰伤寒六十九论：附临证六十六案［M］. 北京：中国中医药出版社，2016.

［23］唐章全，傅荣周，吴明礼，等. 临床实用中药手册［M］. 成都：四川科学技术出版社，2002.

［24］吴谦. 医宗金鉴：下册［M］. 北京：人民卫生出版社，1963.

说明：1. 书目编号中的第 14 条已收入前言中提及的"五脏辨证论治歌括"。

    2. 书目编号中的第 1、3、5、8 条为全国中医药行业高等教育"十四五"规划教材、全国高等中医药院校规划教材（第十一版）。

    3. 书目编号中的第 16、17、19、21 条为全国中医药行业高等教育"十二五"规划教材、全国高等中医药院校规划教材（第九版）。